Noor-ul-Huda Maria

Abordagem multidimensional da hérnia discal lombar na ciática

Noor-ul-Huda Maria

Abordagem multidimensional da hérnia discal lombar na ciática

ScienciaScripts

Imprint

Any brand names and product names mentioned in this book are subject to trademark, brand or patent protection and are trademarks or registered trademarks of their respective holders. The use of brand names, product names, common names, trade names, product descriptions etc. even without a particular marking in this work is in no way to be construed to mean that such names may be regarded as unrestricted in respect of trademark and brand protection legislation and could thus be used by anyone.

Cover image: www.ingimage.com

This book is a translation from the original published under ISBN 978-620-2-31371-1.

Publisher:
Sciencia Scripts
is a trademark of
Dodo Books Indian Ocean Ltd. and OmniScriptum S.R.L publishing group

120 High Road, East Finchley, London, N2 9ED, United Kingdom
Str. Armeneasca 28/1, office 1, Chisinau MD-2012, Republic of Moldova, Europe
Printed at: see last page
ISBN: 978-620-7-98000-0

Graças a Deus

POR ME TER ABENÇOADO COM

SABEDORIA, FORÇA, OPORTUNIDADE, INTENÇÃO

&

UM PUNHADO DE BOAS PESSOAS EM QUEM SE PODE CONFIAR

DEDICADO AO...

**A MINHA FAMÍLIA TODOS OS QUE ESTÃO ENVOLVIDOS NO
MEU PROGRESSO
A TODOS OS QUE FICARAM FELIZES COM A PUBLICAÇÃO
DO MEU LIVRO AO MEU EDITOR QUE ME HONROU**

**OS MEUS PACIENTES QUE DEPOSITARAM A SUA CONFIANÇA
EM MIM**

A questão mais importante, tanto do ponto de vista do doente como do cirurgião, é o plano de tratamento adequado para o doente, quando operar e o que fazer se o doente não preencher os critérios para o tratamento cirúrgico.

Este tema controverso atraiu a atenção de vários neurocirurgiões de todo o mundo. Decidimos realizar um estudo em voluntários disponíveis para chegarmos nós próprios a uma conclusão e avaliarmos a nossa prática de seleção de doentes para tratamento conservador com o seu acompanhamento para provar a nossa hipótese, que nunca tinha sido provada como correta.

CAPÍTULO 1 UMA BREVE NOTA SOBRE O QUE ENCONTRÁMOS E O QUE ACREDITAMOS AGORA COM BASE NO NOSSO ESTUDO

Realizámos um estudo durante 1 ano, de janeiro de 2017 a janeiro de 2018. O estudo foi um ensaio de controlo aleatório com um número total de 72 doentes divididos igualmente em dois grupos, os que foram submetidos a tratamento cirúrgico e os que iniciaram tratamento conservador. A média e o desvio-padrão foram calculados para variáveis quantitativas, como a idade, o peso e a pontuação na EVA. Foram calculadas frequências e percentagens para as variáveis qualitativas, como o género e o resultado satisfatório. Os modificadores de efeito, como a idade, o sexo, o peso e a duração da doença, foram controlados através da estratificação dos dados. Após a estratificação, foi efectuado um teste do qui-quadrado. Um valor de $P < 0,05$ é considerado significativo.

O que descobrimos...

Foi incluído neste estudo um total de 72 doentes de ambos os sexos. n=36 (50%) doentes foram tratados com o método conservador e n=36 (50%) com o método cirúrgico. A média de idade, altura, peso, duração da doença e pontuação na EVA antes e depois do tratamento no grupo conservador foi de 42,13±2,85 anos, 176,77±2,0 cm, 70,50±3,15 kg, 8,88±3,09 semanas, 41,11±2,20 mm e 14,16±6,77 mm, respetivamente. (Tabela 1). Havia n=22 (61,1%) do sexo masculino e n=14 (38,9%) do sexo feminino. (Tabela 2). n=24 (66,7%) dos pacientes realizaram trabalho de parto físico e n=12 (33,3%) realizaram trabalho de parto mental. (Tabela 3). A média de idade, altura, peso, duração da doença e pontuação na EVA antes e depois do tratamento do grupo cirúrgico foi de 41,94±2,92 anos, 176,77±2,09 cm, 71,22±3,0 kg, 10,33±3,06 dias, 42,72±2,57 mm e 16,75±6,81 mm, respetivamente. (Tabela 4). Havia n=24 (66,7%) homens e n=12 (33,3%) mulheres. (Tab. 5) n=19 (52,8%) dos pacientes realizaram trabalho físico e n=17 (47,2%) trabalho mental. (Tabela 6). Foram observados resultados satisfatórios em n=24 (66,7%) e n=13 (36,1%) nos grupos conservador e cirúrgico, respetivamente. (Tabela 7). (Fig. 1). Esta diferença foi estatisticamente significativa (p=0,009). O grupo conservador é, portanto, mais eficiente do que o grupo cirúrgico.

Assim, a nossa conclusão é.

O tratamento conservador da ciática devido a uma hérnia discal lombar é melhor do que o tratamento cirúrgico, pelo que este estudo considera o facto de o tratamento conservador ser uma opção segura e útil para obter um alívio precoce da ciática devido a uma hérnia discal lombar e que esta intervenção deve ser considerada antes das opções cirúrgicas. ....

O QUE É UMA HÉRNIA DISCAL LOMBAR?

Uma hérnia discal lombar, também conhecida por hérnia discal, é uma doença em que uma rutura no anel fibroso exterior (anel fibroso) de um disco faz com que a porção central macia se projecte para além do anel exterior danificado. *A hérnia discal lombar ocorre mais frequentemente na terceira e quinta décadas de vida.*

CURSO NATURAL:

- **90% desaparecem em 6-12   semanas**

- Croft et al. (1998) verificaram que 90% das pessoas afectadas não tinham procurado tratamento ao fim de três meses.

- **40-80% em 1 semana**

- **75% dos sintomas da ciática desaparecem em   1-6 meses**

- **70-90% de repetição**

PORQUE É QUE TEMOS DE OS ESTUDAR?

A eficácia da cirurgia em doentes com ciática devido a hérnia discal lombar é controversa. Foram realizados alguns estudos para avaliar os efeitos da cirurgia versus terapia conservadora em doentes com ciática devido a hérnia discal lombar.

PESO DO PROBLEMA

Felizmente, apenas 3 a 6% das hérnias discais lombossacras se tornam sintomáticas [1,2] e o tratamento das hérnias discais lombares tem uma vasta gama de modalidades variáveis.

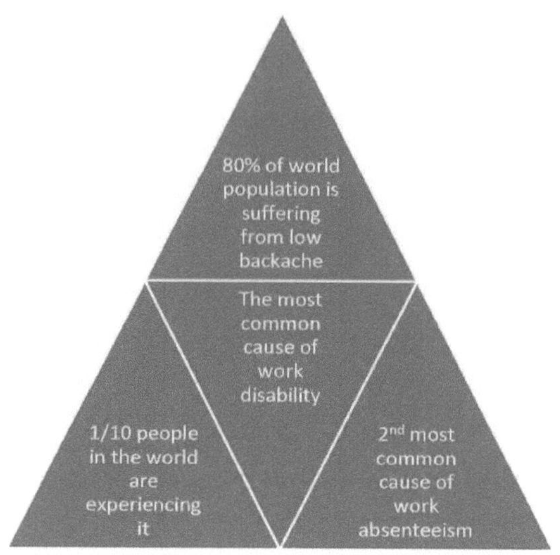

APRESENTAÇÃO

A maioria dos doentes chega até nós com

1.Dores fortes nas costas com irradiação para a perna

2. Fraqueza motora (o grupo muscular depende da raiz nervosa afetada)

3. Perda de sensibilidade na raiz nervosa afetada

4. Pode também estar presente um reflexo tendinoso fraco, dependendo do nervo que está a ser pressionado.

1.1 Em casos graves, o doente pode apresentar sintomas associados a perturbações do intestino e/ou da bexiga, por exemplo, obstipação, retenção urinária e/ou incontinência.

6. Perda da lordose lombar

7. Tudo isto pode estar associado a um elevado nível de ansiedade

SOBRE RADIOLOGIA:

Rutura discal, hérnia discal, extrusão discal, estreitamento do canal espinhal, estreitamento do recesso lateral, compressão do forame neural, espessamento do ligamento amarelo e artropatia facetária foram comuns no nível discal L4-L5. As protrusões discais eram comuns em L4-L5 e L5-S1. O envolvimento discal em L1-L2 e a espondilolistese foram menos comuns [3].

NOTA:

O sucesso do tratamento conservador da hérnia discal lombar pode depender do tipo de hérnia [4]. As injecções de esteróides epidurais podem ser administradas praticamente em qualquer altura, mas o seu benefício tem sido questionado [5]. Para além disso, embora se tenha verificado que a altura é um preditor significativo de hérnia discal lombar, o peso corporal está apenas ligeiramente associado à mesma [6]. Wilco et al. efectuaram um estudo sobre o tratamento cirúrgico versus tratamento conservador da ciática devido a hérnia discal lombar e concluíram que a discectomia era significativamente melhor do que o tratamento conservador ao fim de um ano. Ao fim de um ano, 24 dos 66 doentes (36%) do grupo de tratamento conservador relataram um bom resultado, em comparação com 39 dos 60 doentes (65%) do grupo de tratamento cirúrgico [7]. Uma vez que a ciática é um evento comum e não existe nenhum estudo local disponível para investigar o melhor resultado das modalidades de tratamento, este estudo foi planeado para comparar o tratamento cirúrgico e conservador da ciática, de modo a que esta possa ser tratada com mais precisão a nível local, com base na literatura disponível após este estudo.

ENTÃO DEVEMOS PEDIR RÁDIO PARA TODOS OS PACIENTES? NÃO!

Só deve pedir uma radiologia se

1. Existem sinais de alerta
2. Existem sintomas que indicam a síndrome da cauda equina
3. No caso de um doente capaz de dar o seu consentimento, se não houver resultados positivos do tratamento conservador durante pelo menos 4 semanas

Fontes de dor

1. os discos

2. osso/articulação

3. os músculos e os ligamentos

4. as raízes nervosas 5. a inflamação

6. referido

7. psicogénico

A coluna vertebral é constituída pela medula espinal, que está rodeada pelas meninges e pelos nervos de saída,

Todos os nervos estão contidos na coluna vertebral óssea, que é constituída por vértebras e pelos ligamentos e músculos que lhes estão ligados. Como os nervos que saem fazem parte do dermátomo, as dores nas costas também podem ter origem nas estruturas que são fornecidas pelos nervos.

AGUDA/ SUBAGUDA/ CRÓNICA

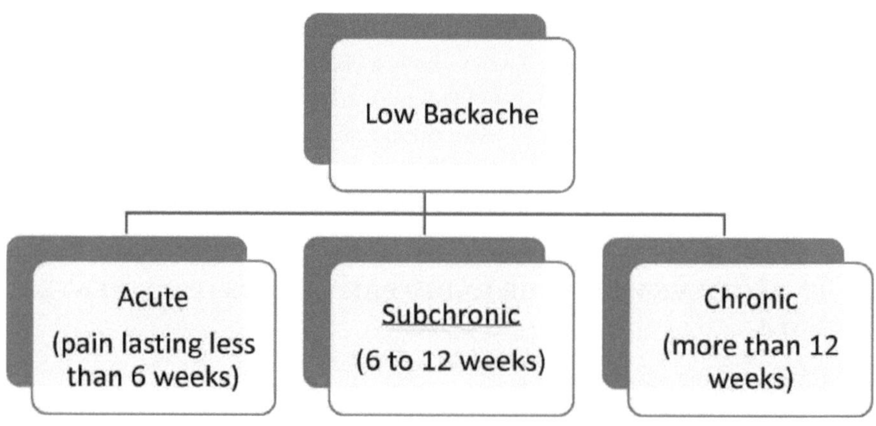

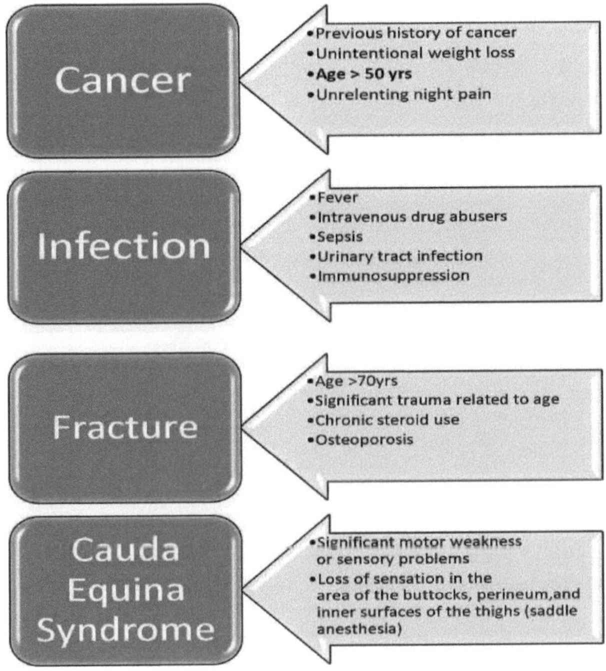

O QUE SIGNIFICA A EXPRESSÃO "BANDEIRAS VERMELHAS"?

Os sinais de alerta são determinados sinais cuja presença indica a necessidade de efetuar mais exames para detetar problemas subjacentes mais graves que exijam um tratamento imediato ou específico.

QUAIS SÃO AS DIFERENÇAS MAIS COMUNS?

Mechanical (>97%)	Non-Mechanical (1%)	Referred /Visceral (1.5%)	Psychogenic (0.5%)
•Lumbar strain and sprains(70%) . •Herniated disc •Spinal stenosis •Osteoporotic compression # •Spondylolisthesis •Traumatic # •Congenital disease •Severe kyphosis •Severe scoliosis •Transitional vertebrae •Spondylolysis Internal disc disruption or discogenic low back pain •Presumed instability •Piriformis syndrome •Myofascial pain	•Neoplasia (0.7%) •Multiple myeloma •Metastatic carcinoma •Lymphoma & leukemia •Spinal chord tumour •Retroperitonal tumours •Primary vertebral tumours •Infection (0.01%) •Osteomyelitis •Septic discitis •Paraspinous abscess •Shingles •Inflammatory Arthrit is often assoc with HLAB27 (0.3%) •Ankylosing Spondylitis •Psoratic spondylitis •Reiters syndrome •Inflammatory bowel disease •Scheuermann's disease	•Disease of Pelvic org ans Prostatitis Endometriosis Chronic pelvic inflammatory disease •Renal disease Nephrolithiasis Pyelonephritis Perinephric abscess •Aortic aneurysm •Gastrointestinal dise ase Pancreatitis Cholecystitis Penetrating ulcer •Gynaecological causes	•Work dissatisfaction •Stress •Anxious personality •Functional pain for ulterior motives/attention gaining behaviour

Realizámos um ensaio clínico aleatório com 72 doentes de ambos os sexos e dividimo-los em dois grupos iguais de 36 doentes cada, com a hérnia discal confirmada por ressonância magnética. A amostragem foi efectuada sem cálculo de probabilidades. O intervalo de confiança foi de 99 % e a significância do estudo foi de 90 %.

O **tratamento cirúrgico** no nosso caso foi uma laminectomia e discectomia standard

O que é uma laminectomia e discectomia standard?

Em suma, é um procedimento em que parte da lâmina (parte da vértebra) é removida e o disco afetado é cortado.

Como é que se localiza o disco?

A altura da hérnia discal é localizada com o braço em C.

Qual é então o procedimento?

- Uma secção longitudinal na linha média acima do nível pretendido.
- Dissecção do músculo paravertebral subperiosteal
- Laminectomia (corte da lâmina da(s) vértebra(s)) do corpo vertebral vértebra/ corpo vertebral afetado
- O ligamento amarelo é então removido e
- O disco intervertebral problemático e as raízes nervosas correspondentes são identificados.
- O espaço discal é aberto e o material discal é removido com um rongeur e uma cureta.
- As raízes nervosas são libertadas em ambos os lados
- A hemostase é assegurada.
- A ferida é fechada em camadas e, em seguida, submetida a um penso assético.

Avaliação pós-operatória

A avaliação foi concluída

1. **ˢᵗimediatamente após o 1º dia de pós-operatório,**
2. **No momento da libertação**
3. **Após 1 mês do procedimento**

O nosso tratamento baseou-se nos sintomas clínicos e nos sinais ao exame, bem como nos achados radiológicos. No nosso estudo, a dor nas costas e nas pernas foi medida utilizando a Escala de Avaliação Visual Analógica (EVA). O resultado foi avaliado 1 mês após a

USÃO OS NOSSOS PARÂMETROS DE AVALIAÇÃO: VAS (Visual Analogue Score):

A EVA consiste numa linha horizontal de 10 cm com âncoras verbais em ambas as extremidades e sem marcas de verificação. Pede-se ao doente que marque a linha e a "pontuação" é a distância em milímetros entre o lado esquerdo da escala e a marca.

Sem dor |____| Pior dor

0 1 2 3 4 5 6 7 8 9 10

Resultado satisfatório: Uma pontuação visual analógica EVA < 2 foi considerada satisfatória.

Foi incluído neste estudo um total de 72 doentes de ambos os sexos. n=36 (50%) doentes foram tratados com o método conservador e n=36 (50%) com o método cirúrgico. A média de idade, altura, peso, duração da doença e pontuação na EVA antes e depois do tratamento no grupo conservador foi de 42,13±2,85 anos, 176,77±2,0 cm, 70,50±3,15 kg, 8,88±3,09 semanas, 41,11±2,20 mm e 14,16±6,77 mm, respetivamente. (Tabela 1). Havia n=22 (61,1%) do sexo masculino e n=14 (38,9%) do sexo feminino. (Tabela 2). n=24 (66,7%) pacientes realizaram trabalho físico e n=12 (33,3%) trabalho mental. (Tabela 3). A média de idade, altura, peso, duração da doença e pontuação na EVA antes e depois do tratamento do grupo cirúrgico foi de 41,94±2,92 anos, 176,77±2,09 cm, 71,22±3,0 kg, 10,33±3,06 dias, 42,72±2,57 mm e 16,75±6,81 mm, respetivamente. (Tabela 4). Havia n=24 (66,7%) homens e n=12 (33,3%) mulheres. (Tab. 5) n=19 (52,8%) dos pacientes realizaram trabalho físico e n=17 (47,2%) trabalho mental. (Tabela 6).

Foram observados resultados satisfatórios em n=24 (66,7%) e n=13 (36,1%) para os grupos conservador e cirúrgico, respetivamente. (Tabela 7). (Fig. 1). Esta diferença foi estatisticamente significativa (p=0,009). O grupo conservador é, portanto, mais eficiente do que o grupo cirúrgico. (Tabela 10).

Após a aplicação do qui-quadrado, verificou-se que o género (p=0,624), a profissão (p=0,230), a idade estratificada (p=0,437), a altura estratificada (p=0,637), o peso estratificado (p=0,812) não estavam associados ao tratamento recebido, ou seja, conservador e cirúrgico. (Tab. 8-13). No entanto, a duração estratificada da doença está associada ao tratamento recebido (p=0,016). (Tabela 14).

Tabela. 13 Estatísticas descritivas do grupo conservador

Variable	Mean±S.D
Age (years)	42.13±2.85
Height (cm)	176.77±2.0
Weight (kg)	70.50±3.15
Duration of Disease (weeks)	8.88±3.09
VAS score before treatment (mm)	41.11±2.20
VAS score after treatment (mm)	14.16±6.77

Tabela. 2

Distribuição por género no grupo conservador

Gender	Frequency	Percentage
Male	22	61.1
Female	14	38.9
Total	36	100.0

Tabela. 3

Profissão para a fação conservadora

Profession	Frequency	Percentage
Physical work	24	66.7
Mental work	12	33.3
Total	36	100.0

Tabela. 4

Estatísticas descritivas do grupo cirúrgico

Variable	Mean±S.D
Age (years)	41.94±2.92
Height (cm)	176.77±2.09
Weight (kg)	71.22±3.0
Duration of Disease (weeks)	10.33±3.06
VAS score before treatment (mm)	42.72±2.57
VAS score after treatment (mm)	16.75±6.81

Tabela. 14   **Distribuição por género no grupo cirúrgico**

Gender	Frequency	Percentage
Male	24	66.7
Female	12	33.3
Total	**36**	**100.0**

Tabela. 6

Distribuição profissional do grupo cirúrgico

Profession	Frequency	Percentage
Physical work	19	52.8
Mental work	17	47.2
Total	**36**	**100.0**

Tabela. 7

Resultado satisfatório para ambos os grupos

Groups	Frequency	Percentage
Conservative	24	66.7
Surgical	13	36.1

Figura. 1

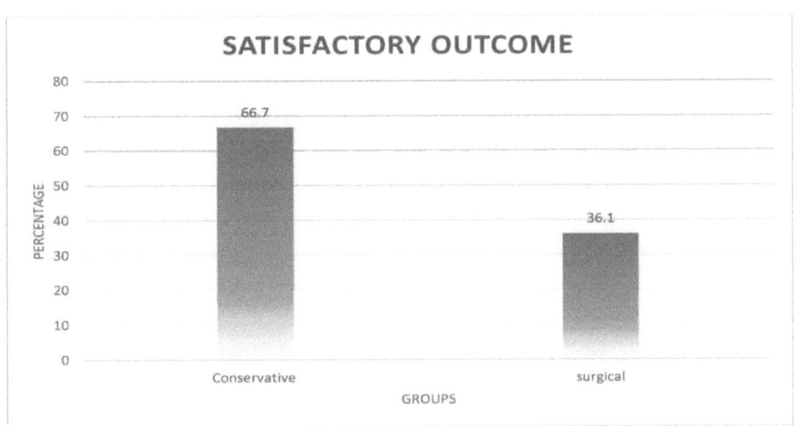

Mesa. 8

Correlação entre o tratamento recebido e o género

Gender	Treatment Received		Total	P-value
	Conservative	Surgical		
Male	22	24	46	0.624
Female	14	12	26	
Total	36	36	72	

Tabela. 9

Associação do tratamento recebido com a profissão

Profession	Treatment Received		Total	P-value
	Conservative	Surgical		
Physical work	24	19	43	0.230
Mental work	12	17	29	
Total	36	36	72	

Tabela. 16 Correlação entre o tratamento recebido e o resultado satisfatório

Satisfactory Outcome	Treatment Received		Total	P-value
	Conservative	Surgical		
Yes	24	13	37	0.009
No	12	23	35	
Total	36	36	72	

Tabela. 11

Correlação entre o tratamento recebido e a idade

Stratification	Treatment Received		Total	P-value
	Conservative	Surgical		
16-40 years	12	9	21	0.437
41-60 years	24	27	51	
Total	36	36	72	

Mesa. 12

Correlação entre o tratamento recebido e o tamanho do corpo

Stratification	Treatment Received		Total	P-value
	Conservative	Surgical		
165-176 cm	17	19	36	0.637
>176	19	73	36	
Total	36	36	72	

Tabela. 13

Correlação entre o tratamento recebido e o peso

Stratification	Treatment Received		Total	P-value
	Conservative	Surgical		
60-70 kg	16	15	31	0.812
> 70	20	21	41	
Total	36	36	72	

Tabela. 14

Relação entre o tratamento recebido e a duração da doença

Stratification	Treatment Received		Total	P-value
	Conservative	Surgical		
1-8 days	19	9	28	0.016
> 8 days	17	27	44	
Total	36	36	72	

CAPÍTULO 5: O QUE QUEREMOS REALMENTE FALAR QUANDO NOS LIMITAMOS ÀS NOSSAS EXPERIÊNCIAS E RESULTADOS

A discectomia lombar para o alívio da dor ciática em doentes com hérnia discal é uma indicação comum e bem estudada para a cirurgia da coluna vertebral, mas a frequência deste procedimento apresenta variações geográficas significativas. [121]Vários ensaios aleatórios e grandes coortes prospectivas demonstraram que a cirurgia conduz a um alívio mais rápido da dor e a uma recuperação mais rápida em doentes com hérnia discal. [8]No entanto, uma revisão da Cochrane concluiu que os efeitos a longo prazo da cirurgia não são claros. [8]A hérnia discal lombar é responsável por apenas 5% de todas as dores lombares, mas é a causa mais comum de dor radiada nas raízes nervosas (ciática).

Em 1934, Mixter e Barr descreveram o primeiro procedimento cirúrgico para a remoção de uma hérnia discal lombar por laminectomia e durotomia, que foi mais tarde desenvolvido por Semmes, que descreveu o acesso à hérnia discal por hemilaminectomia e retração do saco dural. [9]Esta técnica ficou conhecida como a "técnica clássica de discectomia".

[10]Na segunda metade do século XIX, foram desenvolvidas outras técnicas para remover a hérnia discal com o mínimo de invasão. A primeira remoção de uma hérnia discal utilizando um microscópio (microdiscectomia) foi efectuada por Yasargil em 1977 e era o procedimento cirúrgico padrão na altura. [9]Em 1993, Mayer e Brock e, em 1997, Smith e Foley descreveram a técnica de discectomia endoscópica. [11]Utilizando estas técnicas minimamente invasivas, os autores demonstraram uma menor manipulação dos tecidos moles, um tempo operatório mais curto, menos perdas de sangue e um internamento hospitalar mais curto, o que permitiu uma recuperação mais precoce.

A evolução natural das hérnias discais lombares mostra que estas podem diminuir de tamanho ou mesmo desaparecer no espaço de algumas semanas ou meses após a sua ocorrência. Nas hérnias migradas ou extrudidas, ocorre a fagocitose do disco herniado por macrófagos, enquanto nas hérnias presas, a desidratação do núcleo pulposo herniado desempenha um papel importante na redução do disco herniado.

A literatura sugere que a discectomia lombar proporciona um benefício clínico efetivo em doentes cuidadosamente selecionados com ciática. [12]No seguimento a curto prazo, há fortes argumentos a favor da microdiscectomia em comparação com o tratamento conservador, mas no seguimento a longo prazo, não há diferenças significativas entre os dois grupos em doentes com hérnia discal lombar subaguda com radiculopatia concomitante (LDHR). Globalmente, o benefício a longo prazo da cirurgia em relação ao tratamento não cirúrgico ainda não é claro.

A maioria dos ataques agudos de ciática melhora normalmente com o tratamento conservador; por conseguinte, a base do tratamento de um doente com hérnia discal lombar sintomática continua a ser não cirúrgica, como o tratamento com medicamentos anti-inflamatórios, fisioterapia e injecções lombares, a menos que o doente apresente um défice neurológico agudo ou progressivo.

As indicações para a discectomia lombar incluem alterações da função da bexiga e do intestino e défices neurológicos progressivos, como fraqueza motora ou perturbações sensoriais nas extremidades inferiores. A cirurgia também deve ser considerada em doentes com dor radicular que persiste após tratamento conservador adequado. A intervenção cirúrgica pode ser considerada a pedido do doente e se este desejar uma recuperação rápida.

A grande variação na utilização de medicamentos para a dor, fisioterapia, injecções e cirurgia para tratar a dor nas costas aponta para a incerteza entre os profissionais quanto ao tratamento ideal. Há provas de que os estudos imagiológicos e as intervenções cirúrgicas para as dores nas costas são utilizados em excesso nos Estados Unidos, e alguns peritos consideram que a doença foi "excessivamente medicalizada". Apesar do rápido aumento da utilização de imagiologia, medicamentos opiáceos para a dor, injecções, medicina complementar e alternativa e cirurgia, não há provas claras de melhoria do estado funcional ou de redução da incapacidade associada à lombalgia.

[122]Aproximadamente 75% dos ataques agudos de ciática melhoram ao fim de quatro semanas com tratamento conservador; por conseguinte, a base do tratamento de um doente com uma hérnia discal lombar sintomática continua a ser constituída por métodos não cirúrgicos, como o tratamento com

medicamentos anti-inflamatórios, fisioterapia e injecções lombares, a menos que o doente apresente um défice neurológico agudo ou progressivo. As indicações para a discectomia lombar incluem a alteração da função da bexiga e do intestino e défices neurológicos progressivos, como fraqueza motora ou perturbações sensoriais nas extremidades inferiores. [123]A cirurgia também deve ser considerada em doentes com dor radicular que persiste após tratamento conservador adequado.

O tratamento da ciática é muito variável. Os doentes são normalmente tratados nos cuidados primários, mas uma pequena percentagem é encaminhada para os cuidados secundários e pode eventualmente ser submetida a cirurgia se os sintomas persistirem durante pelo menos 6 semanas. O tratamento conservador da ciática tem como principal objetivo o alívio da dor, quer através de analgésicos, quer através da redução da pressão sobre a raiz nervosa. [124]Parece haver um consenso de que a cirurgia está indicada em doentes com ciática cuidadosamente selecionados, quando existe uma hérnia discal lombar ou uma ciática grave com défices neurológicos graves ou progressivos e a imagiologia mostra uma hérnia discal lombar ao nível da raiz nervosa que se correlaciona com os resultados do exame do doente.

A evolução natural da ciática é favorável, com a dor nas pernas a desaparecer na maioria dos doentes poucas semanas após o início da doença. [125]Desde o primeiro tratamento cirúrgico bem sucedido em 1934, tem havido um consenso internacional de que a cirurgia só deve ser proposta se os sintomas persistirem após um período de tratamento conservador. No entanto, não existe consenso quanto ao tempo de tratamento conservador que deve ser tentado antes de se considerar a cirurgia.

[77]Num ensaio clínico randomizado clássico que investigou o tratamento cirúrgico versus não cirúrgico da HDI lombar, Weber et al. mostraram uma melhoria maior no grupo cirúrgico ao fim de 1 ano, o que foi estatisticamente significativo; houve também uma melhoria maior no grupo cirúrgico ao fim de 4 anos, embora não estatisticamente significativa, mas não houve diferença aparente nos resultados ao fim de 10 anos.

O número de meses necessários para a cura espontânea da ciática devido a uma hérnia discal não é conhecido com certeza. [77]Até há alguns anos, apenas alguns estudos demonstraram que o tratamento conservador e a cirurgia obtinham resultados semelhantes em doentes com dor de intensidade moderada após quatro anos de seguimento.

Um total de 72 pacientes foi incluído neste estudo. n=36 (50%) pacientes foram tratados com o método conservador e n=36 (50%) com o método cirúrgico. A idade média do grupo conservador foi de 42,13±2,85 anos e a do grupo cirúrgico foi de 41,94±2,92 anos. [1268][1127] Resultados inferiores em relação à idade média de 38,64±7,99 anos foram relatados por Shah S et al. num estudo, mas resultados semelhantes de 41,7±9,9 e 41,6±10,0 anos foram observados por Peul WC et al. e Lequin MB, respetivamente. O nosso estudo mostrou que a altura e o peso médios foram 176,77±2,0 cm, 70,50±3,15 kg no grupo conservador e 176,77±2,09 cm, 71,22±3,0 kg no grupo cirúrgico. [128]Liuke M et al relataram a mesma altura média de 178,1 cm e peso de 73,2 kg, confirmando os resultados do nosso estudo. [81]Peul WC et al relataram uma duração da ciática de 6-12 semanas, que se situava entre o nosso resultado médio de 8,88 semanas no grupo conservador e 10,33 semanas no grupo cirúrgico em termos de duração da doença. Os nossos resultados mostraram que 61,1% do grupo conservador e 66,7% do grupo cirúrgico eram do sexo masculino. [127][129]Lequin MB et al. relataram uma maioria de 63% de homens no grupo cirúrgico e Sidram V et al. relataram 61% de homens, o que está próximo dos resultados do nosso estudo.

No nosso estudo, foi observado um resultado satisfatório em n=24 (66,7%) e n=13 (36,1%) para os grupos conservador e cirúrgico, respetivamente. Essa diferença foi estatisticamente significativa (p=0,009). O grupo conservador é, portanto, mais eficaz do que o grupo cirúrgico. [130]Lurie JD et al ; concluíram que o grupo não-cirúrgico também mostrou melhorias significativas ao longo do tempo: 54% dos pacientes relataram satisfação com os seus sintomas e 73% estavam satisfeitos com o seu tratamento após 8 anos. [131]Sergio et al. ; referiram que as injecções lombares e caudais eram equivalentes e que a cirurgia era evitada em 60% dos casos. [132]De acordo com o estudo de Singh H et al ; a maioria destes problemas desaparece com o tratamento conservador. Foi publicado um outro ensaio aleatório controlado em que a cirurgia ao disco foi comparada com o tratamento conservador. [76]Num estudo (n=56), a microdiscectomia foi comparada com o tratamento conservador em doentes que sofriam de ciática há seis a 12 semanas. Globalmente, não foram encontradas diferenças significativas em termos de dores nas pernas, dores nas costas e incapacidade subjectiva durante um período de acompanhamento de dois anos. [63]No entanto, Fritzell P et al ; encontraram uma diferença significativa entre os grupos cirúrgico e não cirúrgico (P=0,0002). [104][118]Os nossos resultados são apoiados por Riew KD et al ; que relataram uma menor taxa de cirurgia aos dois anos em doentes que receberam uma injeção de esteróides epidural transforaminal em comparação com uma injeção de anestésico local (71% versus 33%), e Cohen SP et al ; também observaram uma redução de >75% na dor nas costas com a utilização de denervação por radiofrequência, que é um tratamento conservador.

O nosso estudo demonstrou que o tratamento conservador é mais eficaz e sublinha-se que esta intervenção deve ser considerada antes das opções cirúrgicas. Realizámos este estudo reconhecendo o facto de o tratamento conservador ser uma opção segura e útil para o alívio precoce da ciática devido a uma hérnia discal lombar.

Prognóstico - O prognóstico da dor lombar aguda é excelente. Apenas cerca de um terço dos doentes com dores nas costas procuram ajuda médica, pelo que a maioria parece melhorar por si própria. [13]Até 90 por cento dos doentes que são tratados no prazo de três dias após o início da dor recuperam nas primeiras duas semanas. No entanto, o prognóstico é menos favorável para um grupo transversal de doentes que visitam um consultório médico, muitos dos quais têm dores crónicas ou recorrentes. Uma vez que muitos doentes melhoram com o auto-tratamento, os que consultam um médico podem ter um prognóstico menos favorável. Além disso, os doentes com problemas persistentes consultam o médico várias vezes, pelo que os doentes com recuperação tardia estão sobre-representados na prática clínica. Os factores associados à dor lombar persistente e incapacitante incluem comportamentos desadaptativos para lidar com a dor (por exemplo, evitar o medo), sinais não orgânicos sugestivos de somatização, função basal prejudicada e saúde geral inferior. [14]No entanto, amostras provenientes dos cuidados primários indicam que um terço dos doentes apresenta uma melhoria significativa após apenas uma semana e dois terços após sete semanas.

[15][16]No entanto, as recidivas são comuns e podem afetar até 40 a 50% dos doentes no prazo de seis meses e 70% no prazo de 12 meses. Tal como no

primeiro episódio, a maioria das recorrências tem um prognóstico favorável. No entanto, a história natural de muitos doentes com dores nas costas é semelhante à de doenças crónicas como a asma, que pode estar associada a sintomas crónicos ligeiros e exacerbações intermitentes. [15]Num estudo de coorte prospetivo de doentes com lombalgia aguda tratados nos cuidados primários, 20% dos doentes foram diagnosticados com lombalgia crónica no prazo de dois anos após a primeira consulta.

A evolução natural da dor ciática, que se deve geralmente a uma hérnia discal, pode ser ligeiramente menos favorável do que a dor nas costas sem sintomas radiculares, embora a melhoria continue a ser a norma. [17]Os sintomas da dor ciática tendem a melhorar mais lentamente, mas em cerca de um terço dos doentes estão significativamente melhores ao fim de duas semanas e em 75% ao fim de três meses. [18]Dos doentes que consultam um especialista, cerca de 15% são operados num prazo de seis meses. [19]Estima-se que, de todos os doentes com ciática, apenas cerca de 10 por cento são submetidos a cirurgia. [20]Este prognóstico favorável é uma das razões pelas quais muitos tratamentos diferentes para a dor nas costas parecem ser eficazes. Quase todos os tratamentos administrados na fase aguda parecem ser eficazes, quando a maioria dos doentes está destinada a melhorar. Ao contrário da lombalgia de rotina e da hérnia discal, a estenose espinal tem maior probabilidade de permanecer estável, embora também sejam comuns flutuações na intensidade dos sintomas. [21]Num estudo, apenas 15% dos doentes melhoraram durante um período de quatro anos, outros 15% pioraram e cerca de 70% permaneceram estáveis. [22]Um estudo mais recente mostrou estabilidade em cerca de 50%, enquanto num quarto dos casos os sintomas melhoraram ou pioraram. A dor nas costas raramente deve conduzir a uma incapacidade permanente, embora muitos doentes estejam convencidos do contrário e a tranquilização seja frequentemente um aspeto essencial do tratamento. O regresso ao trabalho após um episódio de lombalgia pode ser um desafio por razões sociais e económicas. [23]Mesmo com uma cirurgia bem sucedida que conduza a uma melhoria dos sintomas e da função, os doentes com hérnias discais não podem regressar ao trabalho mais cedo do que os doentes que recebem tratamento não cirúrgico. Apenas cerca de um terço dos doentes com dores nas costas procuram ajuda médica, pelo que a maioria parece melhorar por si própria. [13]Até 90 por cento dos doentes que são tratados no prazo de três dias após o início da dor recuperam nas primeiras duas semanas. No entanto, o prognóstico é menos favorável para alguns doentes que vão ao consultório médico, uma vez que muitos deles têm dores crónicas ou recorrentes. Uma vez que muitos doentes melhoram com o auto-tratamento, aqueles que consultam um médico podem ter um prognóstico menos favorável. Além disso, os doentes com problemas persistentes vão várias vezes ao consultório médico, pelo que os doentes com recuperação tardia estão sobre-representados no consultório. Os factores associados à dor lombar persistente e incapacitante incluem comportamentos desadaptativos para lidar com a dor (por exemplo, evitar o medo), sinais não orgânicos sugestivos de somatização, função basal prejudicada e saúde geral inferior. [141516]No entanto, amostras provenientes dos cuidados primários indicam que um terço dos doentes apresenta uma melhoria clara ao fim de apenas uma semana e dois terços ao fim de sete semanas. No entanto, as recidivas são comuns e podem afetar até 40 a 50% dos doentes no prazo de seis meses e 70% no prazo de 12 meses. Tal como no primeiro episódio, a maioria das recorrências tem um prognóstico favorável. No entanto, a história natural de muitos doentes com dores nas costas é semelhante à de doenças crónicas como a asma, que pode estar associada a sintomas crónicos ligeiros e exacerbações intermitentes. [15]Num estudo de coorte prospetivo de doentes com lombalgia aguda tratados nos cuidados primários, 20% dos doentes foram diagnosticados com lombalgia crónica no prazo de dois anos após a primeira consulta. A história natural da ciática, que se deve geralmente a uma hérnia discal, pode ser um pouco menos favorável do que a da lombalgia sem sintomas radiculares, embora a melhoria continue a ser a norma. [17]Os sintomas da dor ciática tendem a melhorar mais lentamente, mas em cerca de um terço dos doentes a melhoria é significativa ao fim de duas semanas e em 75 por cento ao fim de três meses. [18]Dos doentes que consultam um especialista, cerca de 15% são operados num prazo de seis meses. [19]Estima-se que, de todos os doentes com ciática, apenas cerca de 10 por cento são submetidos a cirurgia. [20]A hérnia discal regride em cerca de dois terços dos doentes que se submetem a uma nova ressonância magnética. Este prognóstico favorável é uma das razões pelas quais muitos tratamentos diferentes para as dores nas costas parecem ser eficazes. Quase todos os tratamentos administrados na fase aguda parecem ser eficazes se a maioria dos doentes registar melhorias. Ao contrário da lombalgia de rotina e da hérnia discal, a estenose espinal tem maior probabilidade de permanecer estável, embora também sejam comuns flutuações na intensidade dos sintomas. [21]Num estudo, apenas 15% dos doentes melhoraram durante um período de quatro anos, outros 15% pioraram e cerca de 70% permaneceram estáveis. [22]Um estudo mais recente mostrou que os sintomas permaneceram estáveis em cerca de 50% e que melhoraram ou pioraram num quarto. Muitos factores não médicos influenciam o regresso ao trabalho. A dor nas costas raramente deve conduzir a uma incapacidade permanente, embora muitos doentes estejam convencidos do contrário e a tranquilização seja frequentemente um aspeto essencial do tratamento. O regresso ao trabalho após um episódio de lombalgia pode ser um desafio por razões sociais e económicas. [23]Mesmo com uma cirurgia bem sucedida que conduza a uma melhoria dos sintomas e da função, os doentes com hérnias discais não podem regressar ao trabalho mais cedo do que os doentes que recebem tratamento não cirúrgico.

Os métodos de gestão conservadora disponíveis num relance, qual escolher e o que esperar?

Modificação da atividade e repouso na cama - O repouso na cama foi durante muito tempo considerado o tratamento padrão para os doentes com lombalgia aguda. Atualmente, vários estudos aleatórios demonstraram que a dor diminui rápida e completamente mesmo sem repouso no leito. [24]Uma revisão sistemática concluiu que os doentes a quem se recomenda o repouso no leito podem até ter um pouco mais de dor e uma menor recuperação funcional do que os doentes a quem se recomenda que permaneçam em ambulatório. Nas recomendações mais recentes, o repouso no leito não é recomendado por mais de 3 dias, e um repouso no leito mais longo pode até ser prejudicial.

Ensaios aleatórios sugerem também que o repouso na cama não beneficia os doentes com ciática. Num estudo, 183 doentes com sintomas radiculares lombossacrais foram distribuídos aleatoriamente por duas semanas de repouso no leito ou por um comportamento de "esperar para ver". [25]Ao fim de duas semanas, 70% dos doentes no grupo de repouso na cama e 65% no grupo de "esperar para ver" relataram melhorias (a diferença não foi estatisticamente significativa); ao fim de 12 semanas, 87% de ambos os grupos relataram melhorias, sem diferença entre os grupos em termos de intensidade da dor, estado funcional ou tempo de ausência do trabalho.

Os doentes podem recear que a dor persistente ao caminhar indique uma lesão permanente; podem ser tranquilizados quanto ao contrário. Os doentes devem ser informados de que não estão frágeis e que um regresso rápido às actividades normais da vida diária é geralmente a melhor recomendação para as actividades. No entanto, deve ter-se sempre em conta que o comportamento ofensivo pode dever-se a uma atitude compensatória ou a um conflito psicossocial subjacente não resolvido.

As recomendações para o regresso ao trabalho devem ser individualizadas. Um trabalhador de escritório que pode determinar o seu próprio ritmo de trabalho, a sua posição durante o trabalho e até o seu horário de trabalho pode, muitas vezes, regressar imediatamente ao trabalho. No entanto, para as pessoas com trabalhos ergonomicamente exigentes, a dor pode exigir algum tempo de afastamento do posto de trabalho habitual. Um regresso precoce ao trabalho e a um horário de trabalho normal pode ser adequado, mesmo que o doente não regresse imediatamente às suas tarefas habituais. Pode ser útil entrar em contacto com o supervisor do doente para saber se é possível fazer trabalho ligeiro.

Farmacoterapia

Anti-inflamatórios não esteróides - A experiência clínica favorece a utilização de anti-inflamatórios não esteróides (AINEs) para a dor lombar aguda. [26]Uma revisão sistemática de 2008 de 65 ensaios aleatórios sobre o uso de AINEs para a dor lombar incluiu uma meta-análise de 11 ensaios sobre a dor lombar aguda. A melhoria sintomática global numa semana foi maior nos doentes tratados com AINEs do que nos doentes que receberam placebo (RR 1,19; IC 95% 1,07-1,35). Há provas de que os AINEs não são significativamente mais eficazes do que o paracetamol no alívio dos sintomas da lombalgia aguda (RR 1,23, 088-1,73), e os AINEs estão associados a mais efeitos secundários.

[27]Um ensaio aleatório publicado após a pesquisa de dados para a revisão sistemática de 2008 analisou duas intervenções (diclofenac 50 mg duas vezes por dia e manipulação da coluna vertebral) em 240 doentes que se apresentaram ao seu médico de família com um episódio de dor lombar aguda. Todos os pacientes foram aconselhados sobre a evolução esperada da recuperação, aconselhados a permanecer activos e tratados com paracetamol 1 g quatro vezes por dia. Não houve diferença no tempo de recuperação, definido como o primeiro dia sem dor (HR 1,09, 95% CI 0,84-1,42), ou nos resultados secundários de intensidade da dor, função ou efeito percebido para os pacientes que receberam tratamento com AINE, manipulação, ambos ou nenhum. Os autores sugerem que os pacientes podem não ter recebido aconselhamento e medicação para a dor (paracetamol) em estudos anteriores que demonstraram alguma eficácia do tratamento com AINEs. Este estudo sugere que a adição de terapia com AINEs a doses elevadas de paracetamol tem pouco ou nenhum benefício.

[28]Em estudos de AINEs mais recentes, o cetorolac intramuscular (60 mg) foi comparável à meperidina intramuscular (1 mg/kg) num estudo de alívio da dor aguda no serviço de urgência. [29]Os inibidores da ciclooxigenase-2

(COX-2) valdecoxib e etoricoxib demonstraram ser eficazes para a lombalgia crónica em ensaios controlados por placebo, mas não foram estudados para a lombalgia aguda. Os anti-inflamatórios não esteróides à base de plantas também podem ser eficazes: [30]O extrato de casca de salgueiro, que contém salicilatos, foi equivalente ao inibidor da COX-2 rofecoxib num ensaio aleatório em doentes com exacerbação aguda de lombalgia .

[31]As diretrizes práticas conjuntas de 2007 do American College of Physicians (ACP) e da American Pain Society (APS) recomendam a utilização de paracetamol ou de AINE como primeira escolha para a dor aguda. Em doentes com dor lombar aguda que não apresentem um risco acrescido de efeitos adversos, os AINE podem ser recomendados durante um período de duas a quatro semanas. O ibuprofeno (400 a 600 mg quatro vezes por dia) e o naproxeno (220 a 500 mg duas vezes por dia) são opções razoáveis, uma vez que são baratos e estão facilmente disponíveis ao balcão.

Efeitos adversos - Os AINE de todos os tipos (inibidores não selectivos e selectivos da COX-2) têm efeitos adversos significativos. A nefrotoxicidade é caraterística tanto dos medicamentos não selectivos como dos selectivos para a COX-2. Os AINE selectivos da COX-2 têm um menor risco de toxicidade gastrointestinal, mas existe um maior risco de efeitos adversos cardiovasculares. A redução do risco de toxicidade gastrointestinal de um inibidor seletivo da COX-2 é inferior à de um inibidor da bomba de protões em combinação com um AINE não seletivo.

Inicialmente, verificou-se que o rofecoxib apresentava um risco acrescido de efeitos secundários cardiovasculares, o que levou à sua retirada do mercado nos EUA. Mais tarde, o valdecoxib foi também retirado do mercado. [32]Revisões subsequentes de dados observacionais sugerem que o risco cardiovascular varia entre os AINE; o rofecoxib parece ter um risco maior do que o celecoxib e o diclofenac um risco maior do que a maioria dos outros AINE não selectivos.

Todas as toxicidades dos AINEs são mais comuns em doentes idosos. Por conseguinte, a melhor forma de utilizar estes medicamentos é em doentes mais jovens e em doentes sem comorbilidades renais, gástricas ou cardiovasculares significativas.

Paracetamol - Existe também mais experiência do que evidência para a utilização de paracetamol para a dor lombar aguda. Não existem ensaios aleatórios controlados que investiguem a eficácia do paracetamol para as dores nas costas. [33]Uma revisão sistemática do paracetamol na osteoartrite concluiu que é menos eficaz do que os AINE; no entanto, é provável que a sobreposição fisiopatológica entre a osteoartrite crónica e a lombalgia aguda seja mínima.

A hepatotoxicidade é o principal problema quando se toma paracetamol. O risco de lesão hepática é dependente da dose, mas a dose efectiva de paracetamol que causa toxicidade varia muito de doente para doente. O risco de hepatotoxicidade aumenta nos doentes que consomem álcool ao mesmo tempo e pode ser exacerbado nos doentes que tomam inadvertidamente duas ou mais preparações contendo paracetamol. [34]Um estudo aleatório em voluntários saudáveis mostrou que a toma diária de 4 g de paracetamol durante 14 dias estava associada a uma incidência >30% de enzimas hepáticas superiores a três vezes o limite superior do normal.

O paracetamol é uma opção razoável para a maioria dos doentes com lombalgia aguda, embora talvez menos eficaz do que os AINE (com base em dados mínimos). Existe um pequeno risco de hepatotoxicidade grave em doses mais elevadas e um risco significativo de anomalias assintomáticas das transaminases em doses terapêuticas.

A dose indicada de 4 g por 24 horas é adequada para a maioria dos doentes. Os doentes devem ser informados de que muitos analgésicos combinados sujeitos a receita médica e de venda livre contêm paracetamol; os rótulos devem ser cuidadosamente revistos e a dose total de paracetamol deve ser considerada aquando da combinação de medicamentos. Além disso, pode ser prudente aconselhar os doentes com antecedentes de consumo excessivo de álcool ou outros factores de risco de hepatotoxicidade a limitar a dose de paracetamol a 2 g por dia ou menos. O prazo de validade do paracetamol deve ser sempre verificado cuidadosamente.

Relaxantes musculares esqueléticos de ação central - Os relaxantes musculares esqueléticos de ação central (SMR) são um grupo de fármacos com efeitos fisiológicos semelhantes (principalmente analgesia e sedação) e um relaxamento dos músculos esqueléticos ou alívio dos espasmos, pelo menos subjetivamente percebido. Do ponto de vista químico, trata-se de um grupo diversificado de fármacos que inclui benzodiazepinas, ciclobenzaprina, metocarbamol, carisoprodol, baclofeno, clorzoxazona, metaxalona, orfenadrina e tizanidina.

Os relaxantes musculares foram investigados em vários ensaios aleatórios. [35]Uma revisão sistemática de 2003 concluiu que os relaxantes musculares esqueléticos não benzodiazepínicos são mais eficazes do que o placebo no alívio a curto prazo da lombalgia aguda (RR 0,80, IC 95% 0,71 a 0,89). Os estudos comparativos analisados não revelaram praticamente quaisquer diferenças entre os vários fármacos.

Uma revisão recente encontrou mais evidências para a ciclobenzaprina, o metocarbamol e o carisoprodol do que para outros medicamentos. A tizanidina interage com os inibidores do CYP1A2, resultando em hipotensão e aumento da sedação; está contra-indicada em doentes a receber fluvoxamina ou ciprofloxacina e deve ser co-administrada com outros inibidores do CYP1A2 (por exemplo, outras fluoroquinolonas, amiodarona, mexiletina, mexiletina). [36]Por exemplo, outras fluoroquinolonas, amiodarona, mexiletina, propafenona, verapamil, cimetidina, famotidina, contraceptivos orais, aciclovir e ticlopidina).

[37]Num estudo observacional de mais de 200 doentes tratados para um primeiro episódio de lombalgia, a combinação de um relaxante muscular e de um AINE proporcionou o alívio mais eficaz dos sintomas após uma semana. [38]Os resultados dos ensaios aleatórios subsequentes foram inconsistentes: um ensaio que comparou a utilização de ciclobenzaprina isolada ou em combinação com ibuprofeno (dose diária de 1200 mg ou 2400 mg) mostrou resultados semelhantes para os grupos de tratamento, enquanto um ensaio que comparou aceclofenac 100 mg duas vezes por dia com ou sem a adição de tizanidina 2 mg duas vezes por dia mostrou um melhor alívio da dor e menos incapacidade funcional com a terapia combinada.

Os principais efeitos adversos dos relaxantes musculares estão relacionados com o seu efeito no sistema nervoso central: a sedação e as tonturas são comuns a todos os medicamentos desta classe. A clorzoxazona tem sido associada a hepatotoxicidade em casos raros. A dependência e o potencial de abuso são um problema com as benzodiazepinas. O carisoprodol também tem potencial de abuso, particularmente em doentes com antecedentes de abuso de drogas; o seu primeiro metabolito é o meprobamato.

Os relaxantes musculares parecem beneficiar os doentes que toleram os seus efeitos secundários. Os dados comparativos disponíveis sugerem pouca diferença entre os agentes. A ciclobenzaprina é um medicamento de primeira linha razoável com base na extensão da evidência. As benzodiazepinas não devem ser utilizadas como terapêutica de primeira linha devido à menor evidência a favor da sua utilização e às preocupações com o potencial de abuso. Os relaxantes musculares devem geralmente ser limitados a uma terapêutica de relativamente curto prazo (uma a três semanas).

Opióides - Os agonistas opióides são amplamente reconhecidos como uma das opções terapêuticas para a lombalgia, mas existem poucos dados sobre a sua eficácia e segurança nesta indicação. [39]A maioria dos estudos recentes centrou-se na lombalgia crónica.

O tramadol é um medicamento não opiáceo que actua no recctor opiácco. Vários ensaios controlados em lombalgia crónica mostram que os comprimidos de tramadol/acetaminofeno são mais eficazes do que o placebo e têm uma eficácia comparável à da codeína/acetaminofeno. A maioria dos outros ensaios controlados compara opiáceos de libertação prolongada com opiáceos de ação curta na lombalgia crónica e não se aplica à lombalgia aguda. O regime de dosagem adequado varia de médico para médico, e ainda não foi determinado um regime adequado. [40]Um estudo que comparou a dosagem programada de opiáceos com a dosagem a pedido mostrou melhores resultados no grupo da dosagem programada.

Os efeitos adversos dos opiáceos incluem sedação, confusão, náuseas, obstipação e potencial de abuso. A depressão respiratória é um problema em doses mais elevadas, mas raramente nas doses utilizadas para a lombalgia aguda. Tal como acontece com outros medicamentos, os doentes idosos são mais susceptíveis a estes efeitos adversos. Os doentes que estejam a receber produtos combinados que contenham paracetamol ou AINE devem ser aconselhados a não os tomar ao mesmo tempo que analgésicos de venda livre sem reverem cuidadosamente o seu conteúdo, de preferência com um profissional de saúde.

A utilização abusiva e indevida de opiáceos constitui um problema. Embora o problema da utilização indevida de opiáceos seja uma preocupação séria, a dependência e a utilização indevida são raras nas prescrições de curto prazo para a dor aguda. É mais frequente em doentes que tomam opiáceos para dores crónicas nas costas. [39]Os relatos de abuso de opiáceos nesta população variam entre 30 e 45% .

Na ausência de dados definitivos, a utilização de opiáceos para a lombalgia é uma questão de avaliação clínica. É provável que os AINE, o paracetamol e os relaxantes musculares esqueléticos sejam suficientes para a maioria dos doentes. Se forem utilizados opióides, é aconselhável limitar a sua utilização a curto prazo e considerar uma dosagem programada em vez de uma dosagem a pedido. Uma estratégia consiste em limitar o abuso de opiáceos à utilização ao deitar para promover o sono e, assim, reduzir o risco de desenvolvimento de dependência ou tolerância em doentes de risco, em comparação com a utilização regular durante o dia.

Glucocorticóides - Existem muito poucos ensaios clínicos que analisem especificamente a utilização de esteróides sistémicos para a dor lombar aguda. Vários estudos mais pequenos e anteriores chegaram a conclusões negativas relativamente à eficácia dos esteróides sistémicos para a dor radicular. [41]Um estudo posterior encontrou apenas um alívio temporário da dor com metilprednisolona intravenosa em bolus em doentes com achados radiculares. [42]Um pequeno ensaio aleatório, controlado por placebo, de metilprednisolona parentérica em doentes que se apresentam no serviço de urgência com lombalgia não traumática e elevação da perna negativa não encontrou qualquer benefício. [31]As orientações conjuntas da ACP e da APS de 2007 desaconselham a utilização de glucocorticóides sistémicos, uma vez que o benefício em relação ao placebo não está provado.

Tendo em conta estes resultados, não recomendamos o uso de corticosteróides sistémicos para a dor lombar aguda. Se forem utilizados, especialmente em doses elevadas, os doentes devem ser alertados para os efeitos adversos, nomeadamente insónias, alterações de humor e mau controlo glicémico nos diabéticos.

Outros medicamentos - Vários outros medicamentos, incluindo gabapentina, outros anticonvulsivantes, antidepressivos tricíclicos e adesivos de lidocaína, têm sido utilizados para a dor crónica nas costas. Os antidepressivos tricíclicos demonstraram ser benéficos na lombalgia crónica, mas não foram estudados na lombalgia aguda. Na ausência de dados ou de experiência clínica significativa, não recomendamos a utilização de adesivos de lidocaína, anticonvulsivantes ou antidepressivos no tratamento da lombalgia aguda.

[43]As infusões intravenosas de inibidores do fator de necrose tumoral alfa (TNF-alfa) não demonstraram qualquer benefício em doentes com ciática aguda. As injecções de inibidores do TNF-alfa também foram investigadas.

Exercício e terapia de exercício - Os doentes devem ser encorajados a caminhar e a retomar as suas actividades diárias normais o mais rapidamente possível.

[44]Embora alguns estudos demonstrem uma eficácia modesta da terapia com exercício em casos selecionados de lombalgia aguda (menos de quatro semanas), as revisões sistemáticas não demonstraram claramente um benefício terapêutico da terapia com exercício geral em comparação com outras estratégias de tratamento conservadoras. [44]Por exemplo, numa revisão sistemática de 11 ensaios aleatórios de terapia com exercício em doentes com lombalgia aguda, a terapia com exercício não foi mais eficaz do que outros tratamentos conservadores, que incluem AINEs/outros analgésicos, programas de educação dos doentes e/ou conselhos para se manterem activos.

Os estudos observacionais forneceram resultados contraditórios relativamente ao valor da fisioterapia precoce. [45]Existem provas modestas de que os doentes com elevado risco de desenvolver dor crónica podem beneficiar de uma fisioterapia precoce de orientação psicológica, embora apenas uma pequena percentagem destes doentes apresente sintomas há menos de quatro semanas e o papel do exercício nesta situação seja incerto.

O exercício especificamente dirigido às costas não é indicado, uma vez que existem poucas provas de que a terapia com exercício seja eficaz para os doentes com lombalgia aguda. Quando a fase aguda tiver passado, o exercício pode ajudar a prevenir recaídas.

Manipulação da coluna vertebral - A terapia de manipulação da coluna vertebral é proposta por uma série de profissionais: Quiropráticos, osteopatas, massagistas e muitos fisioterapeutas. A terapia manipulativa pode ser uma mobilização de baixa velocidade ou uma manipulação de alta velocidade em que uma articulação (no caso de dores nas costas, as estruturas da coluna vertebral) é esticada para além da amplitude final normal do movimento voluntário.

As terapias manipulativas, em particular a manipulação quiroprática de alta pressão, têm sido relativamente bem estudadas para a dor lombar aguda.

[46]Uma revisão sistemática concluiu que a manipulação da coluna vertebral era mais eficaz do que o tratamento simulado para a lombalgia aguda e crónica e que a sua eficácia era comparável à da terapia médica convencional. [47]Outra revisão concluiu que as intervenções quiropráticas combinadas, envolvendo mais modalidades do que a manipulação, conduzem a uma melhoria da dor a curto e médio prazo, mas não foi encontrado qualquer efeito na dor a longo prazo, embora os estudos analisados fossem pequenos e com risco de enviesamento. Além disso, vários ensaios aleatórios individuais apresentam resultados algo contraditórios:

• [48]Um estudo incluiu 680 doentes com lombalgia aguda, subaguda ou crónica, tratados num HMO. [48]Os doentes foram distribuídos aleatoriamente por um de quatro grupos: tratamento quiroprático isolado (manipulação e mobilização), tratamento quiroprático mais modalidades físicas (calor ou frio, ultra-sons, estimulação eléctrica muscular), tratamento médico isolado ou tratamento médico mais fisioterapia. No seguimento de 18 meses, os doentes que receberam tratamento quiroprático isolado apresentaram uma melhoria não significativa da dor, da incapacidade e da taxa de remissão em comparação com o tratamento médico isolado (RR remissão 1,29, 95% CI 0,8-2,07). As medidas físicas não melhoraram a resposta ao tratamento quiroprático, mas a fisioterapia melhorou as taxas de resposta nos doentes do grupo de tratamento médico mais fisioterapia. Os doentes que receberam tratamento quiroprático ou fisioterapia obtiveram maiores benefícios do que os do grupo que recebeu apenas tratamento médico.

• [49]Num estudo aleatório de 444 doentes com lombalgia aguda, que comparou os cuidados habituais com o tratamento escolhido pelo doente (quiroprática, acupunctura ou massagem), os doentes de ambos os grupos apresentaram a mesma taxa de resposta aos sintomas ao fim de cinco semanas, mas a satisfação do doente foi significativamente mais elevada com o tratamento escolhido pelo doente.

• [27]Num ensaio aleatório com 240 doentes com lombalgia aguda, os doentes aleatoriamente designados para planos de tratamento que incluíam manipulação da coluna vertebral, sobretudo mobilização a baixa velocidade, não recuperaram mais rapidamente do que os que receberam terapia de manipulação simulada (ultra-sons pulsados não sintonizados) (HR 1,01, 95%

CI 0,77-1,31). A terapia foi administrada duas a três vezes por semana durante quatro semanas, e todos os pacientes receberam aconselhamento e tratamento com paracetamol.

• [50]Num ensaio aleatório de 104 doentes com lombalgia aguda, que comparou os cuidados habituais (aconselhamento e analgésicos) com ou sem manipulação, não se verificou qualquer diferença na redução da dor ou do consumo de analgésicos, nem qualquer alteração na incapacidade a longo prazo.

De acordo com a evidência disponível, a manipulação é tão eficaz como a terapia médica convencional para a dor lombar aguda. A inclusão da manipulação no plano de tratamento de cada doente deve depender das suas preferências e do acesso a este tipo de intervenção.

Existem poucas evidências sobre a duração da terapia. A maioria dos ensaios clínicos examinou cursos de manipulação duas vezes por semana durante duas a três semanas, e nenhum durou mais de nove semanas. As diretrizes americanas mais antigas recomendam que o tratamento não dure mais de um mês se os doentes não melhorarem; as diretrizes europeias mais recentes recomendam que não dure mais de um mês se os doentes não melhorarem.

As diretrizes recomendam terapias "curtas". [51]Não há provas de que a manipulação reduza o risco de recorrência da dor nas costas.

A manipulação da coluna vertebral também é utilizada para tratar a coluna lombar não aguda e outras perturbações músculo-esqueléticas.

Massagem e ioga - Um número limitado de estudos investigou a massagem e o ioga para a dor lombar aguda. Tanto a massagem como o ioga foram estudados no contexto da lombalgia crónica. [49]No estudo acima referido, os doentes com lombalgia aguda que optaram pela massagem terapêutica tiveram a mesma taxa de resposta aos sintomas ao fim de cinco semanas, em comparação com os doentes de controlo que receberam os cuidados habituais, mas mostraram uma maior satisfação dos doentes.

[52]Um ensaio aleatório controlado sobre o Viniyoga concluiu que este era superior ao exercício convencional ou aos cuidados pessoais, mas foi limitado pelo facto de o programa de ioga ter sido desenvolvido e ministrado por um único praticante, o que suscita preocupações quanto à sua

generalização.

As expectativas dos doentes podem desempenhar um papel importante nos benefícios destes e de outros tratamentos. Num estudo sobre massagem e acupunctura, foi pedido aos doentes, antes da aleatorização, que classificassem a probabilidade de cada tratamento ajudar. Os doentes que foram selecionados aleatoriamente para o tratamento que pensavam que ajudaria mais tiveram resultados significativamente melhores do que os que foram selecionados para o outro grupo.

Acupunctura - Tanto a acupunctura como o agulhamento seco têm sido estudados para a dor lombar, mas principalmente para sintomas crónicos. As técnicas diferem na medida em que os pontos de acupunctura são normalmente determinados utilizando um mapa tradicional chinês que liga pontos e linhas específicos (meridianos) a variáveis fisiológicas e ao fluxo de energia no corpo. Existem diferentes escolas e técnicas. O Dryneedling consiste na inserção de agulhas (frequentemente agulhas de acupunctura) diretamente nos pontos de dor miofascial, numa tentativa de aliviar a dor/tensão nesses pontos.

Os ensaios aleatorizados de acupunctura e agulhamento seco são geralmente pequenos e metodologicamente inconsistentes, sendo difícil o cegamento. A maior parte dos estudos disponíveis foram revistos e revelam uma evidência moderada de benefícios a curto prazo da acupunctura para a dor lombar crónica. A acupunctura parece ser melhor do que a ausência de tratamento ou o tratamento simulado e equivalente aos AINEs, à manipulação e à massagem. Alguns dados sugerem benefícios adicionais quando a acupunctura é combinada com outras terapias. Esta revisão identificou três ensaios clínicos de acupunctura para a dor lombar aguda que forneceram resultados positivos, mas eram de qualidade demasiado baixa para tirar conclusões definitivas. A acupunctura, tal como realizada nestes estudos, foi segura e não resultou em quaisquer eventos adversos graves em qualquer um dos estudos.

De um modo geral, a acupunctura é uma intervenção segura para a qual existem dados suficientes sobre a eficácia no caso da lombalgia crónica e estudos não definitivos mas positivos no caso da lombalgia aguda. A acupunctura pode ser uma opção viável para os doentes interessados que tenham acesso a um acupunctor. Não existem dados sobre os resultados do agulhamento seco no tratamento da lombalgia aguda.

Frio e calor - A aplicação de frio é frequentemente recomendada para os doentes com lombalgia aguda, com o argumento de que pode ajudar a reduzir o edema, tal como no tratamento de uma entorse do tornozelo. No entanto, nem o calor nem o frio penetram muito sob a pele quando aplicados superficialmente. [53]Uma revisão sistemática não encontrou provas suficientes para apoiar os benefícios do frio no tratamento da lombalgia.

O calor é frequentemente aplicado (utilizando garrafas de água quente, pacotes de calor macios e cheios de cereais, toalhas quentes, banhos quentes, saunas, vapor, pacotes de calor, almofadas de aquecimento eléctricas ou aquecedores radiantes por infravermelhos) com o argumento de que pode reduzir os espasmos musculares. Estudos patrocinados pela indústria sugerem que os pacotes de calor podem reduzir significativamente a dor em cinco dias em pacientes com dor lombar aguda e subaguda. Outro estudo concluiu que uma manta térmica reduziu significativamente a dor lombar aguda imediatamente após a sua aplicação. [53]Uma revisão sistemática encontrou provas moderadas de que as bolsas térmicas podem reduzir a dor e a incapacidade em doentes com dor de duração inferior a três meses, embora os benefícios fossem relativamente pequenos e de curta duração.

Outros tratamentos não medicamentosos

Tração, espartilhos e suspensórios - Uma revisão sistemática encontrou 25 ensaios aleatórios de tração para a dor lombar com ou sem ciática. Apenas cinco ensaios foram classificados como de alta qualidade, mas a conclusão foi que a tração não trouxe benefícios significativos em termos de resultados a curto ou longo prazo para pacientes com dor lombar com ou sem ciática.

Os espartilhos que restringem o movimento da coluna vertebral são por vezes recomendados para prevenir dores nas costas em locais de trabalho onde é necessário levantar pesos ocasionalmente. [54]No entanto, os ensaios aleatórios sugerem poucos benefícios desta medida preventiva.

Recomendações sobre colchões - O papel dos colchões na dor lombar aguda não foi estudado. A doutrina tradicional de recomendação de colchões duros é posta em causa por um estudo realizado em doentes com lombalgia crónica, que concluiu que os colchões de suavidade média têm melhor desempenho do que os colchões firmes. As reacções aos diferentes colchões são provavelmente muito individuais.

Educação dos doentes - A educação dos doentes é um aspeto intuitivamente importante dos cuidados de saúde. [55]Os estudos que avaliaram a educação utilizaram normalmente a educação como grupo de controlo; em geral, a educação é apenas marginalmente inferior a outros tratamentos activos. Consideramos que a educação dos doentes é necessária mas não suficiente para obter melhores resultados.

[55]A educação deve incluir informações sobre as causas das dores nas costas, o prognóstico favorável, o valor geralmente mínimo dos testes de diagnóstico, recomendações sobre a atividade e o trabalho e quando consultar um médico .

Injecções - Recomenda-se uma variedade de injecções para doentes com dores nas costas e ciática. Estas incluem injecções com anestésicos locais, soluções esclerosantes proliferantes (conhecidas como proloterapia ou escleroterapia), misturas de oxigénio e ozono, toxina botulínica e inibidores do TNF-alfa. [56-58]A maioria destes agentes está sujeita a uma evidência modesta. As injecções podem ser dirigidas a pontos de gatilho, ao espaço epidural, à articulação facetária ou à articulação sacroilíaca.

As injecções de pontos de gatilho continuam a ser uma questão controversa. Um relatório do Instituto de Medicina sobre o controlo da dor continha capítulos separados com opiniões contraditórias. [56]Existem poucos estudos clínicos para avaliar a sua eficácia.

As injecções epidurais de esteróides são utilizadas há décadas, especialmente em doentes com sinais e sintomas radiculares. A ideia básica é que as hérnias discais em contacto com as raízes nervosas desencadeiam uma reação inflamatória e um edema da raiz nervosa, que pode ser reduzido pela aplicação local de corticosteróides. [57]Os resultados dos ensaios aleatórios são contraditórios, mas vários sugerem que estas injecções proporcionam um alívio a curto prazo dos sintomas em alguns doentes com ciática. Não foi demonstrado que os esteróides epidurais reduzam o número de operações discais subsequentes. Não há provas de que estas injecções, por si só, sejam eficazes em doentes com dores nas costas. Não é claro se os esteróides epidurais são mais eficazes do que os corticosteróides sistémicos.

As articulações facetárias são articulações sinoviais ricamente inervadas que, tal como outras articulações que se tornam osteoartríticas, estão sujeitas a alterações degenerativas. No entanto, é difícil ou impossível identificar um grupo de doentes cuja dor tem origem nas articulações facetárias com base em dados clínicos ou imagiológicos. [56]Os ensaios aleatórios que comparam as injecções de corticosteróides nas articulações facetárias com as injecções de soro fisiológico não revelam geralmente qualquer vantagem para as injecções de corticosteróides. Apesar destas observações, a controvérsia sobre a eficácia destas injecções continua e as provas são insuficientes.

A evidência para as injecções na articulação sacroilíaca é ainda mais escassa do que para outros tipos de injecções. Em doentes com espondiloartropatias, como a espondilite anquilosante, a sacroiliíte está bem documentada e os sintomas destes doentes podem responder à injeção de corticosteróides. Na ausência de espondiloartropatia inflamatória, há poucas provas de que a dor sacroilíaca possa ser diagnosticada com precisão através de exame físico ou imagiológico. Não foi possível encontrar quaisquer ensaios aleatórios sobre a eficácia da injeção na articulação sacroilíaca.

A Proloterapia ou "escleroterapia" na literatura osteopática baseia-se na teoria de que algumas dores nas costas se devem a ligamentos enfraquecidos ou danificados. Acredita-se que a injeção de soluções irritantes irá fortalecer os ligamentos e reduzir a dor e a incapacidade. Os materiais injectados incluem geralmente uma combinação de dextrose, glicerina, fenol e lidocaína. Esta técnica é normalmente reservada às dores crónicas nas costas e os ensaios aleatórios não comprovam a eficácia destas injecções, a menos que sejam tomadas medidas adicionais.

Num estudo multicêntrico cego sobre o tratamento com injecções de oxigénio-ozono para a dor lombar aguda, 60 doentes com hérnia discal lombar foram aleatoriamente designados para receber injecções intramusculares paravertebrais de oxigénio-ozono (três infiltrações/semana durante cinco semanas) versus tratamento simulado. Após um período de acompanhamento de seis meses, os pacientes que receberam a terapia com oxigénio-ozono tinham mais probabilidades de não sentir dor (61% contra 33%). No entanto, a taxa de melhoria no grupo de controlo foi baixa e o método descrito para o tratamento simulado pode não ter sido suficientemente cego. São necessários mais estudos antes de se poder recomendar esta terapia.

As injecções de toxina botulínica não foram bem estudadas. [58]Um único pequeno ensaio aleatório (n = 31) comparou injecções paravertebrais de toxina botulínica com injecções de soro fisiológico e encontrou um benefício significativo da toxina botulínica até oito semanas após a injeção. É necessária a confirmação em estudos de maior dimensão antes de se poderem fazer recomendações sólidas.

O fator de necrose tumoral (TNF)-alfa está associado à patogénese da radiculopatia e da lombalgia discogénica, mas poucos estudos investigaram os efeitos das injecções de inibidores do TNF-alfa na lombalgia aguda. [59]Num estudo, 61 doentes com dor radicular aguda grave devida a hérnia discal foram aleatoriamente distribuídos por injecções de adalimumab ou placebo. [59]Após seis meses, a diferença na pontuação média da dor entre os dois grupos não foi significativa (diferença média na escala visual analógica 0-100 mm, 13,8, IC 95% -11,5 a 39,0).

Prevenção - A conceção ergonómica de tarefas de trabalho extenuantes no local de trabalho é uma medida preventiva intuitivamente atraente. Toda uma indústria se formou em torno desta premissa, embora haja poucas provas que a sustentem. As avaliações rigorosas de tais intervenções são difíceis devido à grande variação das tarefas de trabalho, às restrições impostas pelos empregadores e pelos trabalhadores, aos requisitos legais, à dificuldade de cegamento e a muitos outros factores. No entanto, existem, pelo menos, provas modestas de um ensaio clínico em que empresas inteiras foram aleatoriamente atribuídas a condições de intervenção ou de controlo que sugerem que a conceção ergonómica das tarefas de trabalho pode facilitar o regresso ao trabalho e reduzir a natureza crónica da dor.

As intervenções de exercício podem ter algum valor tanto na prevenção dos primeiros episódios de lombalgia como na prevenção de recaídas após o início da lombalgia. [54]Os relativamente poucos ensaios aleatórios são de baixa qualidade, mas sugerem consistentemente um benefício na redução da incidência ou da perceção da dor nas costas. [60]Uma revisão sistemática sugere uma melhor evidência para a prevenção de recaídas se o programa de exercício for iniciado após a conclusão do tratamento do primeiro episódio.

Lombalgia subaguda e crónica: tratamento cirúrgico

Os efeitos a longo prazo da lombalgia aguda são geralmente favoráveis. A dor e a incapacidade para trabalhar melhoram rapidamente e, normalmente, é possível regressar ao trabalho no primeiro mês. Em geral, a melhoria continua no prazo de três meses. No entanto, como a lombalgia é muito frequente, milhões de pessoas são afectadas por sintomas persistentes. A lombalgia subaguda é geralmente definida como uma dor nas costas que dura entre 4 e 12 semanas, e a lombalgia crónica é definida como uma dor que dura mais de 12 semanas. Poucos doentes com sintomas crónicos conseguem a desejada melhoria completa, pelo que o tratamento para estes doentes visa controlar a dor e melhorar o mais possível os níveis de atividade.

Indicações para a cirurgia da coluna vertebral - Apenas uma pequena minoria dos doentes que sofrem de dores lombares necessita de ser operada. No entanto, nos EUA, o número de intervenções cirúrgicas para a dor lombar está a aumentar, em especial a fusão espinal para doentes com dores lombares inespecíficas.

A avaliação urgente por um neurocirurgião ou ortopedista especializado em cirurgia da coluna vertebral está indicada para a minoria dos doentes com dor lombar que apresentam fraqueza motora grave ou progressiva ou sinais e sintomas da síndrome da cauda equina. [61]Em doentes sem retenção urinária, a probabilidade de síndrome da cauda equina é de aproximadamente 1 em 10.000 . [17]A presença de uma ligeira queda do pé ou de outros défices motores menores devido a hérnia discal lombar com radiculopatia não é uma indicação absoluta para cirurgia, uma vez que muitos destes doentes recuperam com tratamento não cirúrgico.

A intervenção cirúrgica pode ser considerada como uma opção para os doentes que sofrem de lombalgia crónica e cuja qualidade de vida é significativamente prejudicada sem uma resposta satisfatória a tentativas razoáveis de tratamento conservador, mas para os quais não existe uma indicação cirúrgica clara, como fraqueza motora grave ou progressiva ou sinais e sintomas sugestivos de síndrome da cauda equina.

[17]Não há provas de que o encaminhamento precoce para cirurgia na ausência

de défices neurológicos graves ou progressivos melhore os resultados da hérnia discal lombar e da radiculopatia. O encaminhamento para cirurgia é uma opção electiva para os doentes com sintomas persistentes após pelo menos quatro a seis semanas de terapêutica conservadora padrão.

As indicações para intervenções cirúrgicas podem ser divididas em duas categorias principais de tratamento:

1 .condições de dor radicular que se devem normalmente a uma hérnia discal ou a uma estenose do canal espinal com ou sem espondilolistese degenerativa;

2 . Dor inespecífica na zona lombar (frequentemente devido a alterações degenerativas dos discos intervertebrais ou das articulações facetárias).

Lombalgia inespecífica com doença degenerativa discal - Os doentes com lombalgia subaguda e crónica e doença degenerativa discal da coluna lombar que não apresentam sintomas radiculares ou sintomas atribuíveis a uma doença específica são classificados como tendo lombalgia inespecífica. O papel da cirurgia no tratamento da dor lombar crónica não específica é controverso. A cirurgia não é recomendada para doentes com lombalgia subaguda inespecífica. Poucos doentes referem uma resolução completa dos sintomas, independentemente de serem tratados cirurgicamente ou de forma conservadora.

Fusão espinhal - Uma das cirurgias mais frequentemente realizadas para a dor lombar crónica e inespecífica com alterações degenerativas na coluna lombar é a fusão espinhal, um procedimento em que dois ou mais corpos vertebrais são fundidos (fundidos). O objetivo é limitar o movimento da coluna vertebral e remover o disco degenerado (o presumível gerador de dor) para aliviar os sintomas. Existem várias técnicas de fusão. Todas envolvem a inserção de um enxerto ósseo entre as vértebras. A fusão pode ser efectuada com ou sem instrumentação adicional, como placas, parafusos ou gaiolas, que funcionam como uma tala interna enquanto o enxerto ósseo cicatriza. A fusão altera a mecânica normal da coluna vertebral e está associada a um aumento das alterações degenerativas a longo prazo nos segmentos vertebrais adjacentes, sendo a doença do segmento adjacente mais comum na coluna cervical do que na coluna lombar.

[62]Uma revisão sistemática de quatro ensaios aleatórios concluiu que os resultados em termos de incapacidade entre a fusão da coluna lombar e o tratamento não cirúrgico não satisfaziam os critérios da Food and Drug Administration (FDA) dos EUA para diferenças clinicamente significativas.

Os pacientes participantes sofriam de dores lombares há pelo menos um ano e não tinham respondido ao tratamento não cirúrgico padrão. Os pacientes com doenças psiquiátricas ou somáticas significativas, problemas de compensação persistentes ou outras condições de dor crónica foram geralmente excluídos. [63]Num estudo aleatório com 289 doentes, verificou-se que a fusão era superior à terapia não estruturada e não cirúrgica no seguimento de dois anos em termos de redução da dor (33% versus 7%), redução da incapacidade (25% versus 6%), regresso ao trabalho (36% versus 13%) e melhoria da auto-perceção (63% versus 29%). [64]Três estudos não encontraram uma diferença clara ou clinicamente relevante entre o tratamento cirúrgico e o não cirúrgico, mas dois estudos não tinham poder de decisão suficiente e um terceiro estudo tinha uma elevada taxa de cruzamento entre grupos. [65]O seguimento de quatro anos de dois destes ensaios aleatórios também não demonstrou benefícios da cirurgia de fusão espinal em comparação com intervenções cognitivas e exercício físico.

Um dos factores que explica os resultados inconsistentes entre os estudos pode ser o tipo de tratamento não cirúrgico escolhido como grupo de comparação. [64]Nos estudos que mostraram diferenças nulas ou apenas modestas, o tratamento não cirúrgico era um programa de reabilitação intensivo com uma componente cognitivo-comportamental. [63]Nos estudos em que foram obtidos melhores resultados com a cirurgia, o tratamento não cirúrgico era menos intensivo e mais heterogéneo. [62]A revisão sistemática concluiu que a cirurgia pode ser mais eficaz do que o tratamento não cirúrgico não estruturado, mas pode não ser mais eficaz do que a reabilitação intensiva com terapia cognitivo-comportamental.

[66]As diretrizes práticas da American Pain Society baseadas nesta revisão retrospetiva recomendam que os doentes com dor lombar não radicular incapacitante persistente (> 1 ano) possam ser submetidos a cirurgia como opção, comparando os riscos e benefícios da cirurgia com a reabilitação multidisciplinar, que é considerada tão eficaz como o tratamento cirúrgico. A tomada de decisão partilhada em relação à cirurgia deve ter em conta que

a maioria dos doentes submetidos a cirurgia terá alguns sintomas residuais.

Um Comité Consultivo do Medicare analisou a fusão lombar em doentes idosos com dor lombar associada a doença degenerativa do disco. O relatório apontou as deficiências dos estudos existentes (condições clínicas e resultados mal definidos, falta de normalização das populações de controlo, poucos doentes idosos, poucos ensaios aleatórios) e concluiu que existe incerteza quanto à eficácia da fusão lombar em doentes idosos com dor lombar crónica.

Um pequeno estudo (n = 41) publicado após as revisões acima referidas diferia dos estudos anteriores na medida em que incluía apenas doentes com dor lombar crónica que apresentavam doença discal degenerativa unilateral em L4/L5 ou L5/S1, uma discografia provocativa positiva e uma resposta positiva ao bloqueio discal anestésico local. Baseou-se em doentes submetidos a uma técnica cirúrgica mínima (fusão intercorporal anterior ou fusão póstero-lateral com parafusos) versus uma intervenção de exercício mínima (marcha e alongamentos). [67]À semelhança do estudo anterior que comparou a fusão com a reabilitação padrão, este estudo concluiu que ambos os procedimentos cirúrgicos estavam associados a uma diminuição da dor e a uma melhoria da função.

Os estudos aleatórios que comparam diretamente diferentes técnicas de fusão são inconsistentes e não permitem um julgamento fiável sobre as vantagens comparativas. A utilização de instrumentos é preferida por alguns cirurgiões. [8]Uma revisão sistemática concluiu que a instrumentação está associada a uma maior taxa de fusão sem uma diferença clara nos resultados clínicos. [68]A utilização de proteínas ósseas morfogenéticas para acelerar a fusão óssea aumentou significativamente nos Estados Unidos entre 2002 e 2006. [68]Numa grande base de dados que incluía 20% dos hospitais comunitários dos EUA, a utilização de proteínas ósseas morfogenéticas para a fusão da coluna vertebral estava associada a custos hospitalares mais elevados e a um período de internamento mais longo (mais 3,2% após ajustamento multivariável), mas sem diferença nas taxas de complicações dos procedimentos lombares. Além disso, uma revisão levantou preocupações quanto ao facto de os estudos patrocinados pela indústria sobre as proteínas ósseas morfogenéticas na cirurgia da coluna poderem subnotificar os danos.

Nenhum dos estudos que compararam a fusão com o tratamento não cirúrgico referiu a mortalidade relacionada com a cirurgia. Uma revisão sistemática que incluiu dados observacionais estimou as seguintes taxas de complicações para a fusão vertebral: mortalidade intra-hospitalar = 0,2%; infeção profunda da ferida = 1,5%; trombose venosa profunda = 1,6%; embolia pulmonar = 2,2% e lesão nervosa = 2,8%. [69]Um estudo concluiu que os procedimentos tecnicamente mais difíceis estavam associados a uma taxa de complicações mais elevada, mas tal não conduziu a um melhor resultado global após dois anos.

Substituição do disco lombar - A substituição do disco artificial é uma nova alternativa à fusão. Uma vantagem teórica da substituição do disco lombar em relação à fusão é o facto de uma prótese de disco poder ajudar a preservar a amplitude de movimento normal e a mecânica da coluna vertebral. Isto poderia reduzir as alterações degenerativas a longo prazo nos segmentos vertebrais vizinhos que se observam após a fusão da coluna vertebral. No entanto, os dados disponíveis até à data sugerem que a eficácia deste procedimento é semelhante à da fusão vertebral.

[70]Uma revisão sistemática de sete ensaios aleatórios de 2012 avaliou a utilização da substituição do disco para a dor lombar crónica. [71]Alguns estudos (n = 1301) compararam especificamente a substituição do disco com a fusão espinal em termos de melhoria da dor (pontuação visual analógica) e dos resultados funcionais (Índice de Incapacidade de Oswestry) após dois anos. Todos os estudos apresentavam risco de viés, uma vez que não eram cegos e eram patrocinados pela indústria. Os resultados combinados não mostraram diferenças significativas nos resultados da dor entre os dois grupos. Houve uma diferença estatisticamente, mas não clinicamente significativa, na melhoria da função no grupo de substituição do disco em comparação com o grupo de fusão espinal (4,3 pontos, IC 95% 1,9-6,7).

[72]Apenas um estudo comparou a substituição do disco lombar com um programa de reabilitação multidisciplinar. Este estudo envolveu 173 doentes com dor crónica, incapacidade e doença discal degenerativa em L4-5 e/ou L5-S1. Os pacientes aleatoriamente designados para a substituição do disco tiveram uma melhoria estatisticamente, mas não clinicamente significativa, nos resultados da incapacidade (diferença de 8 pontos numa escala de 100 pontos) e uma pontuação de dor mais baixa (diferença de 12 pontos numa escala de 100 pontos) no seguimento de dois anos, em comparação com o grupo de reabilitação. Seis doentes do grupo de cirurgia tiveram complicações que afectaram a sua qualidade de vida. Não ocorreram complicações graves no grupo de reabilitação.

Uma das principais limitações da evidência existente sobre o papel da substituição do disco lombar é a falta de acompanhamento a longo prazo para avaliar a eficácia e as taxas de insucesso, o que implica a remoção do dispositivo e a possível conversão para um procedimento de fusão. Independentemente do tratamento (substituição do disco, fusão ou procedimento não cirúrgico), poucos pacientes relataram a resolução completa dos sintomas.

A substituição do disco é aprovada pela FDA para doentes em bom estado de saúde, com menos de 60 anos de idade, com doença limitada a apenas um disco entre L3 e S1 e sem deformidade, espondilolistese ou défices neurológicos. Os doentes devem ser tratados por cirurgiões com experiência na substituição de discos para minimizar as complicações e o tempo de internamento hospitalar. [66]As diretrizes da American Pain Society não encontraram provas suficientes dos benefícios e danos a longo prazo da substituição do disco para apoiar as recomendações. Outras próteses de disco e de núcleo pulposo ainda estão em desenvolvimento e precisam de ser aprovadas pela FDA. **Hérnia discal lombar** - O objetivo da cirurgia para uma hérnia discal lombar sintomática é aliviar os sintomas causados pela inflamação ou pressão sobre as raízes nervosas afectadas devido à hérnia discal, removendo parte ou a totalidade do disco agressor.

Estão disponíveis várias técnicas de discectomia: A discectomia aberta tradicional é realizada com uma incisão cirúrgica normal sobre o segmento afetado. Pode ser utilizada uma ampliação através de uma ocular (lupa). O procedimento inclui a laminectomia, a remoção da lâmina do corpo vertebral, e a discectomia, ou seja, a remoção do disco intervertebral.

• A microdiscectomia é um refinamento da discectomia aberta e pode ser efectuada em regime de ambulatório. Envolve uma incisão mais pequena nas costas com visualização através de um microscópio cirúrgico, seguida de uma hemilaminectomia (remoção de parte da lâmina para permitir uma visualização adequada do disco) e remoção do fragmento de disco que comprime o nervo ou nervos afectados.

• As técnicas minimamente invasivas incluem a nucleotomia manual percutânea, a discectomia lombar percutânea automatizada, a discectomia a laser, a discectomia endoscópica, a discectomia microendoscópica, a nucleoplastia por coblation e o descompressor discal. [73]A discectomia tubular ou discectomia por tróculo é uma técnica menos invasiva em que um retractor tubular é inserido através de um fio-guia e o disco é acedido através da divisão do músculo em vez da incisão e descolamento do músculo.

Nas técnicas minimamente invasivas, são feitas incisões mais pequenas e a operação é realizada através de visualização indireta; em algumas técnicas, partes do disco são vaporizadas com um laser ou partes do disco são removidas através de técnicas automatizadas. Estas técnicas têm a vantagem potencial de permitir uma recuperação mais rápida da cirurgia em comparação com a discectomia aberta normal ou a microdiscectomia.

[74-75]As complicações pós-operatórias graves são raras em todos os procedimentos de discectomia.

[22, 74-76]**Comparado com não cirurgia** - Os ensaios aleatorizados que comparam o tratamento cirúrgico da hérnia discal lombar com radiculopatia persistente com o tratamento não cirúrgico sugerem que os doentes que são submetidos a cirurgia têm uma melhoria mais rápida e melhor, embora se observe uma melhoria significativa quer os doentes sejam ou não submetidos a cirurgia e, em alguns estudos, os resultados pareçam semelhantes no prazo de dois anos. Uma vez que os ensaios aleatorizados disponíveis não foram cegos, uma vez que a cegueira não é possível por razões óbvias em ensaios que envolvem uma comparação com um procedimento cirúrgico, é provável que sejam influenciados pelas expectativas dos doentes relativamente aos resultados do tratamento.

[77]Um estudo inicial que comparou o tratamento cirúrgico com o tratamento conservador para a hérnia discal lombar com compressão da raiz nervosa concluiu que o resultado a um ano era superior ao da discectomia aberta padrão e que a probabilidade de maus resultados era menor (OR 0,37, 95% CI 0,14-0,99); após 4 a 10 anos, as diferenças já não existiam. Um quarto dos doentes aleatorizados para terapia não cirúrgica acabou por ser submetido a cirurgia, pelo que os resultados a longo prazo são difíceis de interpretar.

Um dos estudos mais importantes relacionados com o nosso tema é o Spine Patient Outcomes Research Trial (SPORT), um ensaio aleatório multicêntrico com um estudo de coorte prospetivo associado que compara o tratamento cirúrgico com o tratamento conservador para três doenças da coluna vertebral: hérnia discal lombar, estenose espinal sem espondilolistese degenerativa e estenose espinal com espondilolistese degenerativa. [75]O estudo SPORT sobre o tratamento cirúrgico da hérnia discal lombar concluiu que a discectomia aberta padrão ou a microdiscectomia (técnica ao critério do cirurgião) não foi superior ao tratamento conservador em termos de alívio da dor e de melhoria funcional após três meses, numa análise por intenção de tratar. Os doentes de ambos os grupos melhoraram, em média, 20 a 30 pontos (numa escala de 100 pontos) nos resultados da dor e da função. [78]Os resultados até quatro anos mostraram benefícios sustentados e comparáveis para o tratamento cirúrgico e não cirúrgico numa análise de intenção de tratamento. Estes resultados subestimam provavelmente o benefício relativo do tratamento cirúrgico, uma vez que cerca de metade dos doentes afectados a um dos dois braços de tratamento mudaram para a outra intervenção.

Um estudo de coorte prospetivo concomitante de doentes do SPORT que cumpriam os critérios de elegibilidade mas recusaram a aleatorização relatou benefícios moderados do tratamento cirúrgico em comparação com o tratamento conservador ao fim de três meses a dois anos (10 a 15 pontos na escala de dor corporal SF-36 de 0 a 100; [75]12 a 15 pontos na Escala de Função Física SF-36 de 0 a 100; 2 a 4 pontos no Índice de Angústia Ciática de 0 a 24), após ajustamento para potenciais factores de confusão semelhantes aos de uma análise de ensaio aleatório pós-tratamento. [78]Uma análise combinada após quatro anos incluiu todos os doentes do ensaio aleatório e da coorte de observação que foram submetidos a cirurgia e comparou-os com os doentes que não foram submetidos a cirurgia. Os doentes que foram operados a uma hérnia discal lombar registaram uma maior melhoria em todos os resultados avaliados, que incluíram índices de dor, estado funcional e incapacidade e não incluíram o estado de trabalho, em comparação com os que não foram operados.

[22]Um estudo de coorte anterior a longo prazo (até 10 anos) também encontrou um benefício precoce da discectomia, que diminuiu com um seguimento mais longo. Tal como acontece com todos os estudos observacionais, a interpretação destes resultados deve ter em conta a possibilidade de confusão por factores que influenciam a decisão dos doentes de se submeterem ao tratamento, as expectativas de tratamento e a perceção dos sintomas.

[79]Uma análise de custo-eficácia utilizando os dados do SPORT de 775 doentes cirúrgicos e 416 doentes não cirúrgicos (análise de ensaios aleatórios e coortes observacionais no tratamento) concluiu que a cirurgia conduziu a custos mais elevados, mas a melhores resultados em termos de saúde ao fim de dois anos, em comparação com o tratamento não cirúrgico. O custo por QALY ganho variou entre 34 000 e 69 000 dólares, dependendo dos custos cirúrgicos assumidos, e é comparável a outras intervenções de saúde comummente aceites. [80]O custo por QALY ganho diminuiu na reavaliação a quatro anos, indicando um valor crescente da cirurgia em comparação com o tratamento não cirúrgico num seguimento mais longo.

[74, 76]Dois ensaios aleatórios compararam os resultados da microdiscectomia precoce ou do tratamento inicial não cirúrgico em doentes com hérnia discal lombar e dor radicular com duração de 6 a 12 semanas. Em ambos os estudos, cerca de 40% dos doentes que receberam tratamento inicial não cirúrgico foram submetidos a cirurgia.

- [74]No estudo mais alargado (n = 283), 125 doentes foram submetidos a microdiscectomia após uma média de 2,2 semanas; 55 dos 142 doentes afectados a terapêutica conservadora foram submetidos a cirurgia após uma média de 19 semanas. Ao fim de um ano, não se registou qualquer diferença nos valores de incapacidade entre o grupo que foi submetido a cirurgia precoce e o grupo que recebeu tratamento conservador. Os pacientes que foram submetidos a cirurgia relataram uma recuperação mais rápida (HR 1,97, 95% CI 1,72-2,22). Uma análise custo-benefício concomitante mostrou que a cirurgia era provavelmente rentável do ponto de vista social. A intervenção cirúrgica precoce foi associada a um aumento dos anos de vida ajustados pela qualidade (QALY) e a custos negligenciáveis em comparação com a terapia não cirúrgica, quando os custos poupados pela produtividade precoce foram tidos em conta.

A recuperação percepcionada após um ano foi de 95 por cento em ambos os grupos. A satisfação dos doentes diminuiu em ambos os grupos com o aumento da duração do seguimento. [81]No seguimento de dois anos, não houve diferença entre os dois grupos nos relatos dos doentes sobre resultados insatisfatórios (20 por cento) ou nos índices de incapacidade.

- [76]Um ensaio aleatório mais pequeno (n = 58) não encontrou diferenças entre a microdiscectomia e a terapia não cirúrgica (exercícios isométricos) para qualquer resultado aos dois anos; a microdiscectomia foi moderadamente superior para a dor na perna às seis semanas e a tendência foi para a microdiscectomia aos dois anos.

[66]As diretrizes da American Pain Society recomendam que os médicos discutam os riscos e benefícios da cirurgia com os doentes que sofrem de radiculopatia persistente e incapacitante devido a hérnia discal lombar. A tomada de decisão partilhada relativamente à cirurgia deve basear-se no entendimento de que os benefícios são moderados em média e diminuem ao

longo do tempo em comparação com os doentes que não optam pela cirurgia.

Comparação entre discectomia aberta e microdiscectomia - Quatro estudos não encontraram diferenças claras entre a discectomia aberta padrão e a microdiscectomia em pacientes com hérnia discal lombar e radiculopatia.

Procedimentos minimamente invasivos - Em contraste com a discectomia e a microdiscectomia padrão, existem menos estudos aleatórios que investigaram técnicas minimamente invasivas.

- [82]Num pequeno estudo (n = 62), a descompressão discal percutânea foi comparada com a terapia conservadora (medicação, fisioterapia, formação, aconselhamento). A descompressão discal percutânea foi associada a pontuações de dor mais elevadas após três meses (3,0 versus 0,9 numa escala de 0 a 10), mas a pontuações de dor mais baixas após um ano (1,6 versus 4,0) e após dois anos (1,7 versus 4,0). O problema com a interpretação deste estudo é que foi utilizado um método de aleatorização inadequado (alocação alternada) e não é claro porque é que a descompressão deveria ter um efeito retardado, uma vez que a maioria dos estudos demonstrou que os benefícios da discectomia são mais pronunciados no seguimento a curto prazo.

- [73]Vários ensaios aleatórios compararam a discectomia tubular percutânea com a microdiscectomia convencional. [73]O maior e único estudo em dupla ocultação concluiu que as pontuações de incapacidade ao fim de um ano eram ligeiramente melhores com a microdiscectomia convencional em comparação com a discectomia tubular. Além disso, em contraste com os relatórios anteriores, a discectomia tubular não resultou numa recuperação mais rápida e a intensidade da dor nas pernas e nas costas relatada pelo doente foi ligeiramente melhor com o procedimento convencional.

- [83-84]Dois estudos que compararam a microdiscectomia com a discectomia percutânea utilizando duas técnicas diferentes de discectomia percutânea (Chatterjee S et al. investigaram a discectomia lombar percutânea automatizada, enquanto H. Michael Mayer et al. investigaram a discectomia endoscópica percutânea) apresentaram resultados inconsistentes. [83]Um estudo (n = 71) encontrou uma taxa inferior de resultados satisfatórios em doentes submetidos a discectomia percutânea com nucleótomo automatizado em comparação com a microdiscectomia. [84]Outro estudo (n = 40) não encontrou uma diferença clara entre a microdiscectomia e a discectomia percutânea automatizada utilizando pinças modificadas e um cortador automatizado com sucção, mas estimou que apenas 10 a 15% dos doentes que necessitam de cirurgia seriam elegíveis para o método percutâneo.

• [85]Um estudo comparou a discectomia endoscópica e a microdiscectomia com um período de seguimento de dois anos; 200 doentes foram incluídos no estudo e 178 foram seguidos após dois anos. Para a técnica endoscópica, foram utilizadas abordagens transforaminal ou interlaminar, consoante a anatomia do doente; todos os procedimentos foram efectuados por um dos dois cirurgiões experientes. Os resultados em termos de incapacidade e dor foram semelhantes para ambos os procedimentos, embora o grupo endoscópico tenha sido capaz de regressar ao trabalho significativamente mais rápido (25 versus 49 dias). No entanto, os resultados são difíceis de interpretar devido a várias falhas metodológicas.

• [86]Um estudo aleatório, mas não cego, realizado num centro, comparou a microdiscectomia padrão com a sequestrectomia microscópica, uma excisão simples de fragmentos em que apenas são removidos os fragmentos do disco sem penetrar no espaço discal propriamente dito, em 84 doentes com hérnia discal unilateral e sem cirurgia prévia. Em ambos os grupos, registou-se uma melhoria significativa imediatamente após o procedimento. No seguimento de dois anos, as taxas de hérnia discal recorrente não diferiram entre os grupos, enquanto a função motora auto-avaliada melhorou ao longo do tempo no grupo da sequestrectomia e piorou no grupo da microdiscectomia. Antes de a sequestrectomia, um procedimento menos agressivo em que apenas o fragmento de disco é removido, poder ser recomendada por rotina, são necessários resultados mais alargados e a confirmação destes resultados através de mais estudos.

Não existem estudos publicados que comparem a discectomia assistida por laser, a nucleoplastia por coblation ou as técnicas minimamente invasivas (com exceção da descompressão discal percutânea) com a discectomia aberta, a microdiscectomia ou a terapia não cirúrgica.

Até haver provas claras dos benefícios de técnicas cirúrgicas alternativas, preferimos a microdiscectomia ou a discectomia aberta padrão para os doentes com hérnia discal lombar e radiculopatia que são candidatos a cirurgia.

Fisioterapia pós-operatória - Não há provas de que os doentes necessitem de restringir a sua atividade após a cirurgia inicial da coluna lombar. Embora seja habitualmente prescrita após a cirurgia, a eficácia da fisioterapia pós-operatória formal é incerta.

A literatura publicada até 2001 refere que existe uma falta de estudos de elevada qualidade e provas insuficientes de que a fisioterapia é eficaz imediatamente após a cirurgia ao disco lombar, embora não cause danos. Por outro lado, os programas de exercício intensivo iniciados quatro a seis semanas após a cirurgia foram mais eficazes do que os programas de exercício ligeiro em termos de melhoria a curto prazo da função e do regresso ao trabalho, sem diferença nos resultados a longo prazo. Os componentes e a intensidade da fisioterapia variaram muito entre os estudos incluídos, e não foi possível identificar um programa de reabilitação pós-operatória ideal.

[87]Num estudo aleatório e simples-cego de 120 doentes com cirurgia discal lombar sem complicações, foram comparadas 12 semanas de fisioterapia imediata com um tratamento simulado (massagem no pescoço) ou nenhum tratamento; todos os doentes receberam formação em ergonomia, modificação do estilo de vida e exercícios para as costas. Os resultados da dor lombar após 12 semanas foram melhores com a fisioterapia do que sem tratamento, mas não diferiram significativamente entre a fisioterapia e o tratamento simulado, sugerindo que os factores psicológicos e as expectativas dos doentes podem ter influenciado o resultado. [87]No seguimento a longo prazo (1,5 anos), não se registaram diferenças entre os resultados de nenhum dos grupos.

Estenose espinal ou espondilolistese degenerativa - A espondilolistese refere-se ao deslizamento anterior de um corpo vertebral sobre outro. A espondilolistese degenerativa, que é normalmente causada por alterações degenerativas nas articulações facetárias e nos discos intervertebrais, é uma causa comum de estenose espinal. A espondilolistese degenerativa resulta na perda do suporte estrutural normal e na subluxação do corpo vertebral afetado e pode causar dor e défices neurológicos devido à estenose espinal ou à tração das raízes nervosas. Mais frequentemente, a espondilolistese degenerativa ocorre ao nível de L4-L5.

A cirurgia pode ser benéfica para os doentes com sintomas persistentes associados à estenose espinal (estreitamento do canal espinal), embora o benefício da cirurgia diminua ao longo do tempo em comparação com a terapêutica não cirúrgica. A laminectomia descompressiva com ou sem fusão é a cirurgia mais comum para a estenose espinal e a espondilolistese degenerativa sintomática.

Espondilólise e espondilolistese ístmica - A espondilólise refere-se a um defeito na pars interarticularis, um pequeno segmento de osso que liga as articulações facetárias. A espondilólise é frequentemente assintomática e é descoberta incidentalmente como um achado radiológico, embora também possa estar associada a dor lombar. [88]Cerca de 90 por cento das espondilólises ocorrem em L5 . [88]Ocorre em cerca de 6 por cento da população adulta, mas pode ser mais comum em atletas adolescentes. Em muitas pessoas com espondilólise sintomática, os sintomas desaparecem espontaneamente. O tratamento é controverso, uma vez que não existem ensaios aleatórios para orientar as opções de tratamento. As opções de tratamento para a espondilólise sintomática incluem imobilização, restrição de atividade e fisioterapia.

A espondilolistese ístmica difere da espondilolistese degenerativa na medida em que um defeito na pars interarticularis leva a uma subluxação anterior (deslizamento) do corpo vertebral afetado. A subluxação pode também exercer pressão sobre o disco intervertebral vizinho, conduzindo a uma doença degenerativa do disco. A localização mais comum da espondilolistese ístmica é L5-S1, o que pode levar a dores nas costas ou sintomas radiculares devido à tensão ou compressão da raiz nervosa L5. O tratamento inicial da espondilolistese ístmica sintomática é semelhante ao tratamento da espondilólise. O tratamento cirúrgico é reservado para os doentes que não respondem às terapêuticas não cirúrgicas. As possíveis indicações para cirurgia incluem o deslizamento progressivo, o desenvolvimento de défices neurológicos e a instabilidade segmentar associada a dor. A instabilidade segmentar é normalmente diagnosticada por uma combinação de exames imagiológicos (deslizamento dinâmico durante a extensão ou flexão) e achados clínicos (agravamento frequente dos sintomas lombares com provocação mínima). O procedimento cirúrgico mais comum para a espondilolistese ístmica é a fusão póstero-lateral (transpedicular) com ou sem laminectomia descompressiva.

A evidência da eficácia da cirurgia em comparação com o tratamento não cirúrgico para a espondilolistese ístmica está limitada a um único ensaio aleatório (n = 114). Em doentes com dor lombar e ciática há pelo menos um ano, a fusão póstero-lateral resultou numa redução moderada da dor (pontuação média de 37 versus 56 numa escala de 0 a 100) e da incapacidade (Índice de Avaliação da Incapacidade média de 29 versus 44 numa escala de 0 a 100) e num melhor resultado global (74 versus 43% melhor ou muito melhor) aos dois anos, em comparação com um programa de exercícios e um seguimento médio de nove anos. [89]No entanto, as diferenças eram pequenas e já não eram significativas no que respeita à dor ou à função.

Existe também pouca evidência sobre a eficácia das diferentes técnicas cirúrgicas para a espondilolistese ístmica. [90]Um estudo (n = 42) concluiu que a fusão mais laminectomia descompressiva estava associada a piores resultados do que a fusão isolada, e outro estudo (n = 77) não encontrou diferenças nos resultados clínicos entre a fusão instrumentada e a não instrumentada.

Dor lombar não tratada - Os doentes podem sofrer de dor lombar persistente e incapacitante apesar de várias terapias padrão ou após uma cirurgia à coluna, ou seja, a síndrome da cirurgia lombar falhada. Nestes doentes, podem ser utilizados opióides crónicos para tratar a dor, mas as respostas não são notáveis e podem ocorrer alguns efeitos secundários adversos, que podem ser graves. Os opiáceos só devem ser utilizados após uma avaliação adequada dos riscos e sob monitorização e controlo apropriados.

Na estimulação da medula espinal, os eléctrodos são colocados no espaço epidural junto à área da coluna vertebral que se acredita ser a fonte da dor. É então aplicada uma corrente eléctrica para obter efeitos simpatolíticos e outros efeitos neuromoduladores. O número e o tipo de eléctrodos e os parâmetros da estimulação eléctrica podem variar. Os eléctrodos podem ser implantados por via percutânea ou por laminectomia, e o estimulador da medula espinal é alimentado por uma bateria implantada ou por via transcutânea através de um transmissor externo de radiofrequência.

A estimulação da medula espinal foi investigada em estudos aleatórios:

- Um estudo aleatório (n = 50) de pacientes com dor lombar persistente após [91]A cirurgia revelou que a estimulação da medula espinal era superior à reoperação na obtenção de um alívio da dor superior a 50% em comparação com os doentes selecionados aleatoriamente para reoperação após uma média de 2,9 anos (38 versus 12%).

- [92]Num segundo estudo aleatório (n = 100) de doentes com dor radicular persistente após cirurgia a uma hérnia discal, verificou-se que a estimulação da medula espinal tinha mais de 50% de probabilidades de proporcionar alívio da dor em comparação com o tratamento médico convencional (48% versus 9%) .

Nos ensaios aleatórios, 26 a 32% dos doentes tiveram complicações após a implantação do estimulador da espinal medula, incluindo migração do elétrodo, infeção, falha da ferida, complicações relacionadas com a bolsa do gerador e problemas de condução. [93]Um estudo de coorte prospetivo de pacientes com sintomas radiculares e dor lombar que receberam indemnização dos trabalhadores concluiu que, fora de um contexto de investigação, os resultados aos 12 e 24 meses não eram significativamente melhores para a estimulação da medula espinal em comparação com o tratamento numa clínica de dor ou com os cuidados habituais.

[66]As diretrizes da American Pain Society recomendam que os médicos discutam a estimulação da medula espinal como uma opção para os doentes com dor radicular persistente e incapacitante após cirurgia para hérnia discal e que assegurem que os doentes estão plenamente informados sobre a taxa relativamente elevada de complicações após a implantação do estimulador.

Lombalgia subaguda e crónica: tratamento não cirúrgico e interventivo

[94]Cerca de 84% dos adultos sofrem de dores lombares em algum momento das suas vidas. As consequências a longo prazo da dor lombar são geralmente favoráveis. No entanto, dada a elevada incidência da lombalgia, é motivo de preocupação se esta afetar a qualidade de vida. A lombalgia subaguda é geralmente definida como uma dor nas costas que dura entre 4 e 12 semanas, e a lombalgia crónica como uma dor que dura 12 ou mais semanas.

[95]A maioria dos doentes (>85%) tratados nos cuidados primários tem "lombalgia não específica", ou seja, lombalgia que não pode ser atribuída de forma fiável a uma doença específica ou a uma patologia da coluna vertebral. [16]Uma melhoria rápida da dor e da incapacidade para o trabalho, bem como um regresso ao trabalho, são a regra no primeiro mês. A melhoria continua, geralmente, após três meses. Depois disso, a dor, o grau de incapacidade e a taxa de regresso ao trabalho mantêm-se relativamente constantes. [96]Um pequeno número de casos de lombalgia (que são frequentemente tratados cirurgicamente) são graves e muito dispendiosos; Hashemi et al. demonstraram que 7% destes casos graves são responsáveis por uma grande proporção (75%) do custo total do tratamento da lombalgia.

Existem inúmeras opções de tratamento para a lombalgia subaguda e crónica. Estas podem ser divididas, em termos gerais, em tratamentos farmacológicos e não interventivos, tratamentos interventivos não cirúrgicos e tratamentos cirúrgicos. Alguns destes tratamentos implicam a injeção de medicamentos, geralmente glucocorticóides, nas estruturas da coluna vertebral. Noutros, o tecido das costas que se pensa ser a origem da dor é destruído através da aplicação de vários tipos de energia.

Em geral, os doentes com lombalgia subaguda inespecífica não devem ser considerados candidatos a terapias de intervenção, uma vez que ainda podem melhorar com terapias não invasivas e existem provas limitadas que sustentam a eficácia das terapias invasivas neste contexto. Nos doentes com radiculopatia subaguda ou crónica ou com lombalgia crónica não específica grave e incapacitante, é difícil recomendar categoricamente quando devem ser consideradas terapias de intervenção não cirúrgicas. Para os doentes que não responderam a terapêuticas não invasivas e que não estão interessados em cirurgia ou não são considerados candidatos adequados para cirurgia, pode ser razoável considerar algumas terapêuticas de intervenção não cirúrgicas. [97]Existem relativamente poucos ensaios aleatórios que tenham estudado especificamente doentes com estenose espinal.

Procedimentos diagnósticos **interventivos** - Os procedimentos diagnósticos em que são injectados agentes de contraste ou anestésicos para provocar ou aliviar temporariamente a dor são frequentemente utilizados para orientar a seleção de doentes para tratamentos interventivos ou procedimentos cirúrgicos, embora existam poucas provas que apoiem esta estratégia de tratamento.

A discografia é um teste de diagnóstico em que o meio de contraste é injetado sob fluoroscopia no núcleo de um disco que se pensa ser a causa da dor lombar de um doente, sendo o teste positivo baseado na reprodução da dor do doente. A sua fiabilidade é controversa, uma vez que não existe um teste de referência claramente definido como padrão de ouro e ocorrem resultados falsos positivos em doentes sem dor lombar.

Na nossa opinião, a discografia provocadora ainda não provou ser um teste de diagnóstico. No entanto, em estudos de procedimentos de intervenção dirigidos a discos degenerados, os doentes foram geralmente selecionados com base nos resultados da discografia provocadora. A analgesia após injeção de um anestésico local num disco degenerado (discoblock) foi proposta como alternativa à discografia provocativa. [98]Um pequeno estudo aleatório (n=42) concluiu que os doentes submetidos a cirurgia de fusão com base no alívio da dor com Discoblock tiveram melhores resultados do que os doentes submetidos a cirurgia com base numa resposta positiva à discografia.

Os bloqueios diagnósticos das raízes nervosas, das articulações facetárias e das articulações sacroilíacas também têm sido sugeridos como métodos úteis para determinar a causa da lombalgia e orientar a escolha de terapias de intervenção. [66]No entanto, tal como acontece com a discografia provocadora, não existem padrões de ouro fiáveis e poucos estudos investigaram se a utilização destes testes para identificar pacientes para procedimentos específicos melhora os resultados clínicos em comparação com a utilização de métodos de diagnóstico não invasivos isolados. [99]As provas limitadas de um ensaio aleatório (n = 151) revelaram uma menor probabilidade de sucesso da ablação por radiofrequência da articulação facetária lombar em doentes selecionados com base em bloqueios da articulação facetária em comparação com doentes que não foram submetidos a um bloqueio da articulação facetária para seleção. [99]Este facto sugere que a denervação por radiofrequência sem um bloqueio de diagnóstico é a estratégia de tratamento preferida.

Injeção epidural - A injeção epidural de glucocorticóides (também conhecida como "injeção de corticosteróides" ou "injeção de esteróides") envolve a administração de esteróides através de um cateter inserido no espaço entre a dura-máter e a coluna vertebral. As injecções epidurais podem ser administradas através da abordagem translaminar (através do espaço interlaminar na coluna vertebral), da abordagem transforaminal (através do neuroforame ventral à raiz nervosa) ou da abordagem caudal (através do hiato sacral no canal sacral).

As injecções epidurais têm sido utilizadas em doentes com radiculopatia, estenose espinal e dor lombar não específica. As injecções são administradas por uma série de especialistas em coluna vertebral, incluindo anestesistas, fisiologistas e radiologistas de intervenção. O tratamento pode assumir a forma de uma única injeção ou de uma série de até três injecções com um intervalo mínimo de um mês. [100]No entanto, não são indicadas injecções adicionais se a primeira injeção não melhorar os sintomas. Normalmente, não são recomendadas mais de três injecções no mesmo local num período de 12 meses, devido a preocupações sobre uma possível supressão do eixo hipotálamo-hipófise-adrenal, embora existam poucas provas objectivas que sustentem esta afirmação. A dose ideal de esteróides, a técnica ou o local de injeção e a necessidade de injeção de um anestésico local também não foram claramente estabelecidos em ensaios aleatórios.

A eficácia dos glucocorticóides epidurais ainda não é clara, uma vez que os resultados dos ensaios controlados e aleatorizados são contraditórios. Muitos estudos têm falhas metodológicas significativas e amostras de pequena dimensão e são difíceis de comparar devido a diferenças na seleção dos doentes, no número de injecções, nos resultados estudados e na dose e composição injectadas. A melhor evidência de benefício provém de estudos de doentes com radiculopatia devida a hérnia discal e mostra benefícios a curto prazo, mas não a longo prazo. O benefício das injecções epidurais para a lombalgia não específica e a estenose espinal não foi comprovado.

[101]Uma revisão sistemática de 40 estudos encontrou resultados contraditórios relativamente ao benefício a curto prazo (< três meses) das injecções epidurais de glucocorticóides.

• Para a dor lombar com radiculopatia, 10 dos 17 estudos não encontraram diferenças entre as injecções epidurais de glucocorticóides e placebo em termos de dor ou função. Os resultados foram mais consistentes quando os estudos foram estratificados de acordo com o facto de a intervenção de controlo ser uma injeção epidural ou não epidural (tecidos moles). Cinco dos seis estudos concluíram que a injeção epidural de esteróides proporcionava benefícios a curto prazo em comparação com a injeção não epidural do ligamento interespinhoso primário (placebo).

• Não houve evidência convincente de um benefício a longo prazo de mais de 3 meses após a injeção epidural de glucocorticóides para radiculopatia. Apenas quatro de 17 estudos relataram benefícios a longo prazo após a injeção epidural de esteróides, e três desses estudos tinham falhas metodológicas significativas. Apenas dois de 7 estudos descobriram que a injeção de esteróides epidurais estava associada a uma menor taxa de cirurgia de acompanhamento em comparação com a injeção de placebo.

• Há pouca evidência de eficácia mínima ou nula da injeção epidural de esteróides para estenose espinal ou dor lombar não específica (sem ciática). [102]Em doentes com estenose espinal, dois pequenos estudos (n = 53 e n = 100) não encontraram qualquer diferença entre a injeção epidural com glucocorticoide mais anestésico local e o anestésico local isolado após três meses e um ano, respetivamente. [103]Um terceiro estudo (n = 29) não encontrou qualquer diferença entre uma injeção epidural de esteróides e fisioterapia em regime de internamento em termos de dor ou função após seis meses.

• Não houve evidência suficiente para determinar se a abordagem transforaminal (sob orientação fluoroscópica) é superior à abordagem tradicional translaminar ou caudal para a administração de esteróides epidurais. [104]Num estudo incluído na revisão sistemática, os doentes que receberam uma injeção de esteróides epidurais por via transforaminal tiveram uma taxa de cirurgia inferior aos doentes que receberam uma injeção de anestesia local (71% versus 33%). No entanto, o momento do acompanhamento variou entre os pacientes neste estudo e os dados de base foram mal captados. [104]As taxas de cinco anos para procedimentos cirúrgicos neste estudo também eram a favor dos esteróides epidurais transforaminais, mas são difíceis de interpretar, uma vez que os doentes não cirúrgicos tinham uma taxa de seguimento elevada. [105]Outro estudo controlado por placebo que analisou outros resultados não cirúrgicos não encontrou qualquer benefício associado às injecções de glucocorticóides epidurais transforaminais.

Com base em quatro ensaios aleatórios que satisfaziam os critérios de revisão, a Academia Americana de Neurologia concluiu que as injecções epidurais de glucocorticóides eram mais eficazes do que o placebo para a lombalgia radicular na melhoria da dor até seis semanas após a injeção, mas que não se verificava qualquer benefício após três, seis ou doze meses. [10166]As diretrizes da American Pain Society, baseadas na revisão sistemática acima referida, também apresentam uma recomendação fraca para a discussão dos riscos e benefícios da injeção epidural de esteróides em doentes com radiculopatia persistente devida a hérnia discal lombar, devido a provas inconsistentes de benefícios a curto prazo e à ausência de benefícios a longo prazo. Um pequeno ensaio aleatório em doentes com radiculopatia lombar subaguda, ou seja, com menos de seis meses, que comparou injecções epidurais de glucocorticoide, <u>etanercept</u> (uma citocina, fator de necrose tumoral alfa) ou soro fisiológico, apenas demonstrou uma melhoria não significativa da dor nas pernas ou nas costas ao fim de um mês, em comparação com o glucocorticoide e o soro fisiológico. [106]Os resultados funcionais foram piores nos doentes tratados com etanercept.

Dois ensaios aleatórios publicados após estas revisões forneceram resultados algo contraditórios para a injeção epidural caudal de glucocorticóides. Um ensaio aleatório (n = 132) de doentes com lombalgia crónica com ou sem ciática concluiu que a injeção epidural caudal de glucocorticóides era mais eficaz do que a injeção epidural de água na melhoria da função relacionada com as costas, embora as diferenças fossem maiores ao fim de um mês (cerca de 15 pontos no Índice de Incapacidade de Oswestry de 0 a 100) do que ao fim de um ano (cerca de 8 pontos). [5]O outro estudo (n = 116) de doentes com radiculopatia crónica não encontrou diferenças entre a injeção epidural caudal de glucocorticóides, a injeção epidural caudal de soro fisiológico e a injeção subcutânea de soro fisiológico em termos de estado funcional ou de dor ao fim de 6 a 52 semanas.

Eventos adversos - As injecções epidurais de glucocorticóides estão associadas a um risco de eventos adversos graves raros, incluindo punção dural, infeção e hemorragia. [57]Uma revisão sistemática concluiu que apenas

4 dos 15 estudos incluídos na revisão comunicaram a ocorrência de acontecimentos adversos. Um estudo de 120 pacientes que receberam glucocorticóides epidurais relatou a seguinte incidência de eventos adversos: [100]Cefaleia pós-injeção, 3,3 por cento; cefaleia pós-perfuração, 0,8 por cento; náuseas, 1,7 por cento; e outros eventos, 4,2 por cento .

Injeção intradiscal - Não há provas convincentes de que os glucocorticóides intradiscais sejam eficazes no tratamento da lombalgia. Em doentes com evidência por ressonância magnética de doença discal degenerativa e uma resposta positiva à discografia, dois estudos não encontraram qualquer diferença entre uma injeção intradiscal de esteróides e uma injeção de controlo (solução salina ou anestésico local). Um terceiro estudo concluiu que, em doentes com doença discal degenerativa nos quais a injeção de esteróides epidurais tinha falhado, a injeção de esteróides intradiscal era superior à discografia apenas no subgrupo de doentes com alterações inflamatórias da placa terminal na RM. No entanto, os resultados deste estudo não foram bem definidos e a significância estatística foi mal comunicada. [66]Com base nestes estudos, a diretriz da American Pain Society desaconselha a injeção intradiscal de glucocorticóides para a dor lombar crónica.

O fator de necrose tumoral (TNF)-alfa está associado à patogénese da radiculopatia e da lombalgia discogénica. Um pequeno estudo piloto demonstrou que a injeção intradiscal de etanercept (que interfere com o TNF-alfa) não melhorou a dor nem a incapacidade em doentes com radiculopatia lombossacra ou lombalgia discogénica crónica.

O azul de metileno é um composto utilizado como corante e tem sido estudado para vários fins terapêuticos. [107]Num estudo aleatório (n = 72), verificou-se que a injeção intradiscal de azul de metileno resultou em melhorias significativas na dor (aproximadamente 40 pontos numa escala de dor de 100 pontos) e na função (aproximadamente 35 pontos no Índice de Incapacidade de Oswestry de 0 a 100) em doentes com discografia positiva, presumível dor discogénica nas costas, em comparação com a injeção intradiscal com placebo, sem eventos adversos como aumento da dor, radiculopatia ou infeção. Os resultados a longo prazo ainda não estão disponíveis, embora o estudo tenha sido concebido para seguir os doentes durante um ano.

Injeção local ou injeção em pontos de gatilho - Uma revisão sistemática não encontrou diferenças claras entre injecções locais ou injecções em pontos de gatilho com um anestésico local, com ou sem um corticosteroide, e medidas de controlo (injecções com soro fisiológico ou agulha seca ou cloreto de etilo mais acupressão) para o alívio da dor a curto prazo (sete dias a dois meses) em três estudos de doentes com lombalgia subaguda ou crónica. Todos os estudos tinham falhas metodológicas e investigaram métodos de injeção heterogéneos. Um estudo investigou uma injeção através da crista ilíaca, um estudo investigou injecções através do ligamento iliolombar e um estudo investigou injecções de pontos de gatilho.

[101]**Injeção na articulação facetária e bloqueio medial** - Dois estudos incluídos numa revisão sistemática não encontraram diferenças claras entre injecções na articulação facetária com glucocorticoide e placebo. [108]Um estudo bem concebido (n = 101) de doentes que responderam a uma injeção anestésica local na articulação facetária não encontrou qualquer diferença na probabilidade de alívio da dor após a aleatorização para uma injeção de glucocorticoide ou de soro fisiológico na articulação facetária, um ou três meses após a injeção. Uma proporção mais elevada de doentes no grupo da injeção de esteróides relatou uma melhoria significativa aos seis meses (46 versus 15%), mas o benefício foi atenuado após o controlo das medidas adjuvantes utilizadas no grupo dos esteróides, e não se conhece uma explicação biológica para qualquer benefício retardado dos esteróides. Num segundo estudo, mais pequeno, não foram encontradas diferenças entre a injeção de esteróides e/ou bupivacaína em comparação com o placebo. [66]Com base nestes dois estudos, uma diretriz da American Pain Society recomenda a não injeção de glucocorticóides nas articulações facetárias para a dor lombar crónica.

Os bloqueios do ramo medial do ramo dorsal primário, que inerva as articulações facetárias, têm sido utilizados tanto para fins diagnósticos como terapêuticos em caso de suspeita de dor nas articulações facetárias. No entanto, não existem estudos que comparem a eficácia dos bloqueios do ramo medial com injecções de placebo.

Injeção na articulação sacro-ilíaca - Em alguns doentes, suspeita-se que as articulações sacro-ilíacas sejam a causa da dor lombar. Os métodos eficazes para o diagnóstico e tratamento da dor nas articulações sacroilíacas em doentes sem espondiloartropatia são ainda controversos.

Não é necessário um exame radiográfico para a injeção periarticular de esteróides. Um pequeno estudo aleatório (n = 24) concluiu que a injeção periarticular de glucocorticóides na articulação sacro-ilíaca era mais eficaz do que a injeção de um anestésico local em doentes com dor crónica na articulação sacro-ilíaca e com pelo menos um exame físico sugestivo de dor na articulação sacro-ilíaca, A injeção de um anestésico local é mais eficaz do que a injeção de um anestésico local em termos de alívio da dor (alteração da dor de -40 versus -13 mm numa escala analógica de 100 mm um mês após a injeção). Devido à pequena dimensão da amostra e ao período de acompanhamento relativamente curto, estes resultados devem ser considerados preliminares. Não existem ensaios aleatórios sobre a injeção intra-articular de esteróides na articulação sacro-ilíaca em doentes sem espondiloartropatia.

Injeção de síndrome do piriforme - Numa parte dos doentes com ciática, a dor pode dever-se à compressão do nervo ciático quando este passa pelo músculo piriforme. No entanto, o diagnóstico da síndrome do piriforme não é fiável e muitos médicos apenas a diagnosticam numa base clínica. Embora tenham sido utilizadas injecções de esteróides profundamente na área de maior sensibilidade à dor nas nádegas, não existem ensaios aleatórios que avaliem esta terapia.

Quimonucleólise - A quimonucleólise é o tratamento de hérnias discais com injecções intradiscais de uma enzima, normalmente a quimopapaína, que é extraída da papaia. A enzima actua dissolvendo a parte interna gelatinosa do disco, o núcleo pulposo. [109]Também tem sido utilizada a colagenase, que é menos suscetível de provocar uma reação alérgica, mas pode ser menos eficaz do que a quimopapaína . A quimonucleólise é geralmente efectuada em regime de ambulatório e pode ser realizada sob anestesia geral ou local. Devido a preocupações sobre reacções alérgicas potencialmente fatais, um aumento da dor a curto prazo e porque muitos médicos acreditam que a cirurgia é um tratamento mais eficaz, a utilização da quimonucleólise diminuiu significativamente nos EUA, embora ainda seja utilizada na Europa.

Embora a quimonucleólise pareça ser menos eficaz do que a cirurgia primária para as hérnias discais sintomáticas, pode ser uma opção viável, se disponível, para os doentes que não desejam ser submetidos a cirurgia ou que desejam adiar a cirurgia. Em alternativa, os doentes podem receber uma injeção epidural de glucocorticóides, como é atualmente praticado nos EUA. [110]Uma revisão sistemática concluiu que menos doentes foram submetidos a discectomia aberta após quimonucleólise com quimopapaína em comparação com placebo (OR = 0,41, IC 95% 0,25-0,68) e que os doentes tiveram um melhor alívio dos sintomas. [110]Cerca de 30 por cento dos doentes que recebem quimonucleólise são posteriormente submetidos a cirurgia discal no prazo de dois anos.

As contra-indicações para a quimonucleólise incluem estenose do canal espinal, bloqueio mielográfico completo, fragmentos de disco livres e cirurgia discal prévia. No entanto, nenhum estudo investigou se a mielografia de rotina é indicada antes da quimonucleólise. As reacções alérgicas após a quimonucleólise com quimopapaína variam de prurido e vermelhidão ligeiros a anafilaxia grave. As estimativas da frequência das reacções alérgicas variam consoante a definição de reacções alérgicas em cada estudo. [109]Num estudo aleatório (n = 100), ocorreram reacções alérgicas (vermelhidão e comichão) em 12% dos doentes aleatoriamente designados para o tratamento com quimopapaína, incluindo um caso de anafilaxia ligeira. Os doentes com elevado risco de reacções alérgicas podem ser identificados utilizando uma dose preliminar de quimopapaína para testes cutâneos. Dado que a incidência de anafilaxia é bastante elevada, cerca de um em cada 200 doentes, a utilização rotineira de doses de teste está provavelmente indicada.

Outras complicações possíveis, mas raras, da quimonucleólise incluem hemorragia subaracnóidea lombar, infeção e paraplegia. [111]Entre os 135 000 doentes notificados à FDA nos EUA entre 1982 e 1991, registaram-se 32 casos de hemorragia, 32 complicações neurológicas (incluindo paraplegia, hemiparesia e pé caído) e 24 infecções.

[58]**Toxina botulínica** - A eficácia das injecções paravertebrais de toxina botulínica A foi investigada num pequeno ensaio aleatório (n = 31) em doentes com lombalgia crónica que não tinham respondido às terapias padrão. A toxina botulínica A foi superior a uma injeção de placebo em termos de alívio da dor e melhoria funcional após três e oito semanas; 50% de alívio da dor após 3 semanas 73,3% versus 25%; após 8 semanas 60% versus 16%. No entanto, para a maioria dos doentes, os benefícios já não estavam presentes após três a quatro meses. Estes resultados devem ser considerados preliminares e são necessários mais dados de ensaios aleatórios para confirmar os resultados num maior número de doentes durante um período de tempo mais longo e para avaliar os benefícios e os danos de injecções repetidas antes de este tratamento poder ser recomendado.

Terapia intradiscal: IDET e PIRFT - A terapia intradiscal electrotérmica "IDET", também conhecida como anuloplastia intradiscal electrotérmica, é uma técnica utilizada para termocoagular e destruir nervos no disco em doentes com suspeita de dor lombar discogénica. Um cateter ou elétrodo inserido no disco é lentamente aquecido e mantido a uma temperatura específica durante um período de tempo específico para coagular e encolher o tecido adjacente. A termocoagulação percutânea intradiscal por radiofrequência (PIRFT) é semelhante à IDET, mas o calor é gerado no tecido circundante por uma corrente alternada de alta frequência.

[112]Uma revisão sistemática concluiu que a evidência atual não apoia nem o IDET nem o PIRFT no tratamento da lombalgia. Foram realizados dois ensaios aleatórios de IDET. Ambos os estudos envolveram doentes com dor lombar crónica que responderam positivamente à discografia provocadora. Num dos estudos, os doentes que participaram no IDET registaram uma melhoria moderada nos resultados da dor em comparação com o IDET simulado, mas não registaram qualquer melhoria no estado funcional. [112]Este estudo parece ter analisado um subgrupo altamente selecionado de pacientes, uma vez que apenas 64 pacientes foram incluídos numa coorte potencial de 4253; além disso, a análise de dados não foi realizada com base na intenção de tratar e não foram examinadas as diferenças de base entre as populações de controlo e de intervenção.

Dois pequenos ensaios aleatórios (n = 20 e n = 28) não encontraram diferenças entre o PIRFT e um procedimento simulado para todos os resultados avaliados. [113]Um segundo estudo não encontrou melhorias em comparação com a linha de base para diferentes durações do PIRFT, mas não incluiu um grupo de terapia simulada.

Desnervação por radiofrequência - Na desnervação por radiofrequência, os nervos são destruídos através do calor gerado pela corrente de radiofrequência. Um cateter ou elétrodo é colocado perto ou no nervo alvo, com a posição confirmada por fluoroscopia; a corrente de radiofrequência é utilizada para aquecer e coagular o tecido adjacente, incluindo o nervo alvo.

A denervação por radiofrequência tem sido utilizada para tratar a suspeita de dor nas articulações facetárias visando o ramo medial do ramo dorsal primário, a suspeita de lombalgia discogénica (ramus communicans) e a lombalgia radicular (gânglios da raiz dorsal). Existem poucas provas da utilização da denervação por radiofrequência na dor lombar crónica.

•   O único estudo que incluiu doentes com base em bloqueios controlados das articulações facetárias utilizou uma técnica de denervação mais abrangente e concluiu que os doentes submetidos a denervação por radiofrequência registaram uma redução moderadamente maior (-1,4 a -1,9 pontos numa escala de 10 pontos) na dor generalizada nas costas e nas pernas e no consumo de analgésicos aos seis meses, em comparação com os doentes submetidos a um procedimento simulado. No entanto, o tamanho da amostra foi pequeno (n = 40), e houve diferenças significativas nas pontuações de dor na linha de base (aproximadamente 1,6 pontos), as pontuações finais de dor foram semelhantes em ambos os grupos, e os resultados não atingiram significância estatística para a dor nas costas. Também não é claro porque é que a denervação por radiofrequência da articulação facetária melhoraria a dor nas pernas (mas não a dor nas costas).

•   [114]Dois estudos em doentes com suspeita de dor nas articulações facetárias, com base nos resultados de bloqueios de diagnóstico não controlados, relataram resultados contraditórios para a denervação por radiofrequência. Os doentes que receberam denervação por radiofrequência tiveram uma melhoria moderadamente maior nos resultados médios da dor (-2,4 versus -0,4 numa escala de 0 a 10) e na função aos dois meses do que os doentes que receberam tratamento simulado. Além disso, a denervação por radiofrequência foi associada a uma maior probabilidade de uma redução de 2 pontos ou mais na escala visual analógica de dor de 10 pontos (67 versus 37,5 por cento). [114]No outro estudo, verificou-se uma maior melhoria numa medida do estado funcional às quatro semanas (8,4 versus 2,2 por cento de melhoria) no grupo da denervação por radiofrequência em comparação com o tratamento simulado, mas não às 12 semanas. Não se registaram diferenças significativas na medida Oswestry do estado funcional ou nos resultados da dor.

•   [115]Outro estudo (n = 82) de denervação por radiofrequência em doentes com bloqueio positivo não controlado da articulação facetária não mostrou qualquer diferença entre a denervação por radiofrequência e o tratamento simulado em nenhum dos resultados. [116]No entanto, a técnica utilizada para a denervação por radiofrequência neste estudo resultou provavelmente numa coagulação inadequada do nervo alvo devido à colocação subóptima dos eléctrodos.

[101]Uma revisão sistemática que incluiu os estudos acima mencionados concluiu que a evidência para a denervação por radiofrequência em caso de suspeita de dor nas articulações facetárias é inconsistente.

[117]Um pequeno ensaio aleatório de neurotomia por radiofrequência dos nervos comunicantes do ramo em doentes com discografia positiva que tinham falhado a IDET concluiu que a radiofrequência resultava em melhores pontuações médias de dor na escala visual analógica (3,8 versus 6,3 numa escala de 0 a 10) e em pontuações moderadamente melhores no estado funcional aos quatro meses, em comparação com a injeção de lidocaína. No entanto, este estudo tinha um tamanho de amostra pequeno (n = 49) e algumas deficiências metodológicas.

[115]A denervação por radiofrequência parece ser relativamente segura, embora haja uma tendência para o aumento da dor imediatamente após a denervação por radiofrequência em comparação com a denervação simulada.

[118]A denervação por radiofrequência foi avaliada num pequeno estudo (n=20) de doentes com um diagnóstico presumido de dor crónica nas articulações sacro-ilíacas que tinham mais de 6 meses de dor lombar ou nas nádegas com sensibilidade nas articulações sacro-ilíacas e >75% de redução nos resultados da dor após bloqueios das articulações sacro-ilíacas. Os doentes que foram submetidos a denervação por radiofrequência dos ramos dorsais primários de L4 a L5 e do ramo lateral de S1 a S3 tinham mais probabilidades de ter >50% de alívio da dor num mês do que os que foram submetidos a denervação simulada (79 versus 14%), com benefícios que persistiam aos seis meses. Devido ao pequeno tamanho da amostra, são necessários mais estudos para confirmar este resultado.

Proloterapia - A proloterapia (também conhecida como escleroterapia) é uma técnica em que são injectados repetidamente irritantes nos ligamentos e nas inserções tendinosas para desencadear uma resposta inflamatória que, teoricamente, conduz ao reforço subsequente dos ligamentos e a uma redução da dor e da incapacidade. As injecções de proloterapia são frequentemente complementadas por medidas adicionais, como injecções de pontos de gatilho, manipulação e exercício.

Uma revisão sistemática incluiu cinco estudos de proloterapia comparada com anestesia local ou injecções de soro fisiológico para a dor lombar crónica. Em três dos estudos, não houve diferença na dor ou incapacidade a curto ou longo prazo entre a Proloterapia e o tratamento de controlo. [119]Os resultados de um estudo que demonstrou um benefício a curto prazo da Proloterapia são difíceis de interpretar, uma vez que os pacientes também receberam uma série de intervenções adjuvantes, incluindo manipulação vigorosa, injecções em pontos sensíveis e exercício. [120]Um quinto estudo foi afetado por diferenças no tipo de manipulação administrada aos doentes nos grupos de proloterapia e de controlo. [66]Com base nos resultados destes estudos, uma diretriz da American Pain Society recomenda contra a proloterapia para a dor lombar crónica.

Devido à natureza irritante das injecções de proloterapia, é de esperar que a maioria dos doentes sinta temporariamente mais dores e rigidez nas costas após o tratamento. [119]Em dois estudos, dois a quatro por cento dos doentes tiveram dores de cabeça após a injeção, o que sugere uma punção lombar.

REFERÊNCIAS

1.	Lewis R, Williams N, Matar HE, Din N, Fitzsimmons D, Phillips C, et al. The clinical effectiveness and cost-effectiveness of management strategies for sciatica: systematic review and economic model. Health Technol Assess. 2011;15:1-578.

2.	Sharma H, Lee SW, Cole AA. O tratamento da fraqueza causada pela compressão da raiz do nervo lombar e lombossacral. J Bone Joint Surg Br. 2012;94:1442-47.

3.	Suthar P, Patel R, Mehta C, Patel N. Avaliação por ressonância magnética da doença degenerativa do disco lombar. *J ClinDiagn Res*. 2015;6(4):4-9.

4.	Nakagawa H, Kamimura M, Takahara K, et al. Duração óptima do tratamento conservador da hérnia discal lombar em função do tipo de hérnia. *J ClinNeurosci*. 2007:14(2):104-9.

5.	Iversen T, Solberg TK, Romner B, et al. Effect of caudal epidural steroid or saline injection in chronic lumbar radiculopathy: multicentre, blinded, randomised controlled trial. *BMJ*. 2011;343:p5278.

6.	S0rensen IG, Jacobsen P, Gyntelberg F, Suadicani P. Occupational and Other Predictors of Herniated Lumbar Disc Disease-A 33-Year Follow-up in The Copenhagen Male Study. *Spine*. 2011:36(19):1541-6.

7.	Welico CH. Cirurgia versus tratamento conservador da ciática devido a hérnia discal lombar. Eur Spin J. 2011;20(4): 513-22.

8.	Gibson JN, Grant IC, Waddell G. Surgery for lumbar disc herniation (Cirurgia para hérnia discal lombar). Cochrane Database Syst Rev. 2000;(2): CD001350.

9.	Gotfryd A, Avanzi O. A systematic review of randomised clinical trials of posterior discectomy for the treatment of lumbar disc herniation. Int Orthop. 2009 Feb. 33(1):11-7.

10.	Evaniew N, Khan M, Drew B, Kwok D, Bhandari M, Ghert M. Minimamente invasiva versus cirurgia aberta para discectomia cervical e lombar: uma revisão sistemática e meta-análise. CMAJ Open. 2014 Oct. 2 (4):E295-305.

11.	Jiang W, Sun B, Sheng Q, Song X, Zheng Y, Wang L. Viabilidade e eficácia da discectomia lombar lateral percutânea no tratamento de pacientes com hérnia de disco lombar: uma experiência preliminar. Biomed Res Int. 2015. 2015:378612.

12. Hahne AJ, Ford JJ, McMeeken JM. Tratamento conservador da hérnia discal lombar com radiculopatia concomitante: uma revisão sistemática. Spine (Phila Pa 1976). 2010 May 15. 35(11):E488-504.

13. Coste J, Delecoeuillerie G, Cohen de Lara A, Le Parc JM, Paolaggi JB. Curso clínico e factores de prognóstico na lombalgia aguda: um estudo de coorte em clínica geral. BMJ. 1994;308:577-80.

14. Cherkin DC, Deyo RA, Street JH, Barlow W. Predicting poor outcomes for back pain seen in primary care using patients' own criteria. Spine (Phila Pa 1976). 1996;21:2900-7.

15. Mehling WE, Gopisetty V, Bartmess-LeVasseur E, Acree M, Pressman A, Goldberg H, et al. The prognosis of acute low back pain in the primary care in the United States: a 2-year prospective cohort study. Spine (Phila Pa 1976). 2012 Abr 15;37(8):678-84.

16. Pengel LH, Herbert RD, Maher CG, Refshauge KM. Dor lombar aguda: revisão sistemática do prognóstico. BMJ. 2003;327:323.

17. Vroomen PC, de Krom MC, Knottnerus JA. Previsão do resultado da ciática no seguimento a curto prazo. Br J Gen Pract. 2002;52:119-23.

18. Vroomen PC, de Krom MC, Knottnerus JA. Quando é que o doente com uma hérnia discal deve ser submetido a discectomia lombossacra? J Neurol Neurosurg Psychiatry. 2000;68:75-9.

19. Frymoyer JW. Dor nas costas e ciática. N Engl J Med. 1988;318:291-300.

20. Bozzao A, Gallucci M, Masciocchi C, Aprile I, Barile A, Passariello R. Hérnia discal lombar: imagiologia por RM para avaliar a história natural em doentes tratados sem cirurgia. Radiology. 1992;185:135-41.

21. Johnsson KE, Rosen I, Uden A. The natural course of lumbar spinal stenosis. Clin Orthop Relat Res. 1992;(279):82-6.

22. Atlas SJ, Keller RB, Wu YA, Deyo RA, Singer DE. Long-term results of surgical and nonsurgical treatment of sciatica due to lumbar disc

herniation: 10-year results from the Maine lumbar spine study. Spine (Phila Pa 1976). 2005 Abr 15;30(8):927-35.

23.	Atlas SJ, Chang Y, Kammann E, Keller RB, Deyo RA, Singer DE. Long-term disability and return to work in patients with lumbar disc herniation: the impact of disability compensation (Incapacidade a longo prazo e regresso ao trabalho em doentes com hérnia discal lombar: o impacto da indemnização por incapacidade). J Bone Joint Surg Am. 2000;82:4-15.

24.	Dahm KT, Brurberg KG, Jamtvedt G, Hagen KB. Aconselhamento para repousar na cama versus aconselhamento para se manter ativo na dor lombar aguda e ciática. Cochrane Database Syst Rev. 2010;(6):CD007612.

25.	Vroomen PC, de Krom MC, Wilmink JT, Kester AD, Knottnerus JA. Falta de eficácia do repouso na cama para a ciática. N Engl J Med. 1999;340:418-23.

26.	Roelofs PD, Deyo RA, Koes BW, Scholten RJ, van Tulder MW. Anti-inflamatórios não esteróides para a dor lombar. Cochrane Database Syst Rev. 2008;(1):CD000396.

27.	Hancock MJ, Maher CG, Latimer J, McLachlan AJ, Cooper CW, Day RO, et al. Assessment of diclofenac or spinal manipulative therapy, or both, in addition to recommended first-line treatment for acute low back pain: a randomised controlled trial. Lancet. 2007;370:1638-43.

28.	Veenema KR, Leahey N, Schneider S. Ketorolac versus meperidina: tratamento de ED de dor lombar músculo-esquelética grave. Am J Emerg Med. 2000;18:404-7.

29.	Coats TL, Borenstein DG, Nangia NK, Brown MT. Effects of valdecoxib in the treatment of chronic low back pain: results of a randomised, placebo-controlled trial. Clin Ther. 2004;26:1249-60.

30.	Chrubasik S, Kunzel O, Model A, Conradt C, Black A. Tratamento da dor lombar com um anti-inflamatório à base de plantas ou sintético: um ensaio aleatório controlado. Extrato de casca de salgueiro para a dor lombar. Rheumatology (Oxford). 2001;40:1388-93.

31.	Chou R, Qaseem A, Snow V, Casey D, Cross JT Jr, Shekelle P, et al. Diagnosis and treatment of low back pain: a joint clinical practice guideline from the American College of Physicians and the American Pain Society. Ann Intern Med. 2007;147:478-91.

32. McGettigan P, Henry D. Cardiovascular risk and inhibition of cyclooxygenase: a systematic review of the observational studies of selective and nonselective inhibitors of cyclooxygenase 2. JAMA. 2006;296:1633-44.

33. Towheed TE, Maxwell L, Judd MG, Catton M, Hochberg MC, Wells G. Acetaminophen for osteoarthritis. Cochrane Database Syst Rev. 2006;(1):CD004257.

34. Watkins PB, Kaplowitz N, Slattery JT, Colonese CR, Colucci SV, Stewart PW, et al. Aminotransferase elevations in healthy adults receiving 4 grams of paracetamol daily: a randomised controlled trial. JAMA. 2006;296:87-93.

35. van Tulder MW, Touray T, Furlan AD, Solway S, Bouter LM. Relaxantes musculares para dor lombar não específica. Cochrane Database Syst Rev. 2003;(2):CD004252.

36. Beebe FA, Barkin RL, Barkin S. A clinical and pharmacologic review of skeletal muscle relaxants for musculoskeletal conditions. Am J Ther. 2005;12:151-71.

37. Cherkin DC, Wheeler KJ, Barlow W, Deyo RA. Uso de medicamentos para dor lombar na atenção primária. Spine (Phila Pa 1976). 1998;23:607-14.

38. Pareek A, Chandurkar N, Chandanwale AS, Ambade R, Gupta A, Bartakke G. Aceclofenac-Tizanidine in the treatment of acute low back pain: a double-blind, double-dummy, randomized, multicentric, comparative study against aceclofenac alone. Eur Spine J. 2009;18:1836-42.

39. Martell BA, O'Connor PG, Kerns RD, Becker WC, Morales KH, Kosten TR, et al. Revisão sistemática: tratamento com opiáceos para a dor lombar crónica: prevalência, eficácia e associação com a dependência. Ann Intern Med. 2007;146:116-27.

40. Fordyce WE, Brockway JA, Bergman JA, Spengler D. Acute low back pain: a control group comparison of behavioural and traditional treatments. J Behav Med. 1986;9:127-40.

41.   Finckh A, Zufferey P, Schurch MA, Balague F, Waldburger M, So AK. Eficácia a curto prazo dos glucocorticóides intravenosos pulsados na ciática discogénica aguda. Um ensaio aleatório controlado. Spine (Phila Pa 1976). 2006;31:377-81.

42.   Friedman BW, Holden L, Esses D, Bijur PE, Choi HK, Solorzano C, et al. Parenteral corticosteroids for patients in the emergency department with nonradicular low back pain. J Emerg Med. 2006;31:365-70.

43.   Korhonen T, Karppinen J, Paimela L, Malmivaara A, Lindgren KA, Bowman C, et al. O tratamento da ciática induzida por hérnia discal com infliximab: resultados do acompanhamento de um ano do FIRST II, um ensaio aleatório controlado. Spine (Phila Pa 1976). 2006;31:2759-66.

44.   Hayden JA, van Tulder MW, Malmivaara A, Koes BW. Terapia de exercício para o tratamento da dor lombar não específica. Cochrane Database Syst Rev. 2005;(3):CD000335.

45.   Fritz JM, Beneciuk JM, George SZ. Relação entre a classificação da STarT Back Screening Tool e o prognóstico de indivíduos que recebem fisioterapia para dor lombar. Phys Ther. 2011;91:722-32.

46.   Assendelft WJ, Morton SC, Yu EI, Suttorp MJ, Shekelle PG. Terapia manipulativa da coluna vertebral para dor lombar. Cochrane Database Syst Rev. 2004;(1):CD000447.

47.   Walker BF, French SD, Grant W, Green S. Intervenções quiropráticas combinadas para a dor lombar. Cochrane Database Syst Rev. 2010;(4):CD005427.

48.   Hurwitz EL, Morgenstern H, Kominski GF, Yu F, Chiang LM. A randomised trial of chiropractic and medical management of patients with low back pain: eighteen-month follow-up of the UCLA Low Back Pain Study. Spine (Phila Pa 1976). 2006;31:611-21.

49.   Eisenberg DM, Post DE, Davis RB, Connelly MT, Legedza AT, Hrbek AL, et al. Addition of choice of complementary therapies to usual care for acute low back pain: a randomised controlled trial. Spine (Phila Pa 1976). 2007;32:151- 8.

50.   Juni P, Battaglia M, Nuesch E, Hammerle G, Eser P, van Beers R, et

al. A randomised controlled trial of spinal manipulative therapy in acute low back pain. Ann Rheum Dis. 2009;68:1420-7.

51.   Cherkin DC, Deyo RA, Battie M, Street J, Barlow W. A comparison of physiotherapy, chiropractic manipulation and the provision of an educational leaflet for the treatment of patients with low back pain. N Engl J Med. 1998;339:1021-9.

52.   Sherman KJ, Cherkin DC, Erro J, Miglioretti DL, Deyo RA. Comparação de ioga, exercício e um livro de autocuidado para dor lombar crónica: um ensaio controlado aleatório. Ann Intern Med. 2005;143:849-56.

53.   French SD, Cameron M, Walker BF, Reggars JW, Esterman AJ. Calor ou frio superficial para a dor lombar. Cochrane Database Syst Rev. 2006;(1):CD004750.

54.   van Poppel MN, Hooftman WE, Koes BW. Atualização de uma revisão sistemática de ensaios clínicos controlados sobre a prevenção primária das dores de costas no local de trabalho. Occup Med (Lond). 2004;54:345-52.

55.   Atlas SJ, Deyo RA. Evaluation and management of acute low back pain in primary care. J Gen Intern Med. 2001;16:120-31.

56.   Nelemans PJ, deBie RA, deVet HC, Sturmans F. Injection therapy for subacute and chronic benign low back pain. Spine (Phila Pa 1976). 2001;26:501- 15.

57.   Koes BW, Scholten RJ, Mens JM, Bouter LM. Efficacy of epidural steroid injections for low back pain and sciatica: a systematic review of randomised clinical trials. Pain. 1995;63:279-88.

58.   Foster L, Clapp L, Erickson M, Jabbari B. Botulinum toxin A and chronic low back pain: a randomised, double-blind trial. Neurology. 2001;56:1290-3.

59.   Genevay S, Viatte S, Finckh A, Zufferey P, Balague F, Gabay C. Adalimumab in severe and acute sciatica: a multicentre, randomised, double-blind, placebo-controlled study. Arthritis Rheum. 2010;62:2339-46.

60.   Choi BK, Verbeek JH, Tam WW, Jiang JY. Exercícios para prevenir a recorrência da dor lombar. Cochrane Database Syst Rev.

2010;(1):CD006555.

61.   Deyo RA, Rainville J, Kent DL. O que é que a história e o exame físico nos podem dizer sobre a dor lombar? JAMA. 1992;268:760-5.

62.   Mirza SK, Deyo RA. Revisão sistemática de ensaios aleatórios que comparam a cirurgia de fusão lombar com intervenções não cirúrgicas para o tratamento da dor lombar crónica. Spine (Phila Pa 1976). 2007;32:816-23.

63.   Fritzell P, Hagg O, Wessberg P, Nordwall A; Grupo Sueco de Estudos da Coluna Lombar. Vencedor do Prémio Volvo de 2001 para Ensaios Clínicos: Fusão lombar versus tratamento não cirúrgico para a dor lombar crónica: um ensaio multicêntrico controlado e aleatório do Swedish Lumbar Spine Study Group. Spine (Phila Pa 1976). 2001;26:2521-32.

64.   Brox JI, Reikeras O, Nygaard 0, SOrensen R, Indahl A, Holm I, et al. Lumbar instrumented fusion versus cognitive intervention and exercise in patients with chronic low back pain after previous disc herniation surgery: a prospective randomised controlled trial. Pain. 2006;122:145-55.

65.   Brox JI, Nygaard 0P, Holm I, Keller A, Ingebrigtsen T, Reikeras O. Four-year follow-up of surgical versus non-surgical therapy for chronic low back pain. Ann Rheum Dis. 2010;69:1643-8.

66.   Chou R, Loeser JD, Owens DK, Rosenquist RW, Atlas SJ, Baisden J, et al. Terapias de intervenção, cirurgia e reabilitação interdisciplinar para a dor lombar: uma diretriz de prática clínica baseada em provas da American Pain Society. Spine (Phila Pa 1976). 2009;34:1066-77.

67.   Ohtori S, Koshi T, Yamashita M, Yamauchi K, Inoue G, Suzuki M, et al. Surgical versus non-surgical treatment of selected patients with discogenic low back pain: a small randomised trial. Spine (Phila Pa 1976). 2011;36:347- 54.

68.   Cahill KS, Chi JH, Day A, Claus EB. Prevalência, complicações e custos hospitalares associados à utilização de proteínas morfogenéticas ósseas em procedimentos de fusão da coluna vertebral. JAMA. 2009;302:58-66.

69.   Fritzell P, Hagg O, Nordwall A, Grupo Sueco de Estudo da Coluna Lombar. Complicações da cirurgia de fusão lombar para dor lombar crónica:

comparação de três técnicas cirúrgicas num estudo prospetivo e aleatório. Um relatório do Grupo Sueco de Estudo da Coluna Lombar. Eur Spine J. 2003;12:178-89.

70.	Jacobs WC, van der Gaag NA, Kruyt MC, Tuschel A, de Kleuver M, Peul WC, et al. Total disc replacement for chronic discogenic low back pain: a cochrane review. Spine (Phila Pa 1976). 2013;38:24-36.

71.	Moreno P, Boulot J. [Estudo comparativo dos resultados a curto prazo entre a prótese de disco artificial e a fusão intercorporal lombar anterior]. Rev Chir Orthop Reparatrice Appar Mot. 2008;94:282-8.

72.	Hellum C, Johnsen LG, Storheim K, Nygaard OP, Brox JI, Rossvoll I, et al. Cirurgia com prótese discal versus reabilitação em doentes com dor lombar e doença discal degenerativa: seguimento de dois anos de um ensaio aleatório. BMJ. 2011;342:d2786.

73.	Arts MP, Brand R, van den Akker ME, Koes BW, Bartels RH, Peul WC, et al. Tubular discectomy vs. conventional microdiscectomy for sciatica: a randomised controlled trial. JAMA. 2009;302:149-58.

74.	Peul WC, van Houwelingen HC, van den Hout WB, Brand R, Eekhof JA, Tans JT, et al. Cirurgia versus tratamento conservador prolongado para ciática. N Engl J Med. 2007;356:2245-56.

75.	Weinstein JN, Tosteson TD, Lurie JD, Tosteson AN, Hanscom B, Skinner JS, et al. Surgical vs. non-urgical treatment of lumbar disc herniation: the Spine Patient Outcomes Research Trial (SPORT): a randomised trial. JAMA. 2006;296:2441-50.

76.	Osterman H, Seitsalo S, Karppinen J, Malmivaara A. Effectiveness of microdiscectomy for lumbar disc herniation: a randomised controlled trial with 2 years of follow-up. Spine (Phila Pa 1976). 2006;31:2409-14.

77.	Weber H. Hérnia discal lombar. Um estudo prospetivo e controlado com um período de observação de dez anos. Spine (Phila Pa 1976). 1983;8:131-40.

78.	Weinstein JN, Lurie JD, Tosteson TD, Tosteson AN, Blood EA, Abdu WA, et al. Tratamento cirúrgico versus não operatório para hérnia discal lombar: resultados de quatro anos para o Spine Patient Outcomes

Research Trial (SPORT). Spine (Phila Pa 1976). 2008;33:2789-800.

79.   Tosteson AN, Skinner JS, Tosteson TD, Lurie JD, Andersson GB, Berven S, et al. A relação custo-eficácia do tratamento cirúrgico versus não operatório para a hérnia discal lombar ao longo de dois anos: dados do Spine Patient Outcomes Research Trial (SPORT). Spine (Phila Pa 1976). 2008;33:2108-15.

80.   Tosteson AN, Tosteson TD, Lurie JD, Abdu W, Herkowitz H, Andersson G, et al. Comparative effectiveness evidence from the spine patient outcomes research trial: surgical versus non-operative care for spinal stenosis, degenerative spondylolisthesis, and intervertebral disc herniation. Spine (Phila Pa 1976). 2011;36:2061-8.

81.   Peul WC, van den Hout WB, Brand R, Thomeer RT, Koes BW; Grupo de Estudo de Prognóstico da Intervenção na Coluna Vertebral de Leiden-Haia. Tratamento conservador prolongado versus cirurgia precoce em doentes com ciática devido a hérnia discal lombar: resultados de dois anos de um ensaio controlado aleatório. BMJ. 2008;336:1355-8.

82.   [1]Erginousakis D , Filippiadis DK, Malagari A, Kostakos A, Brountzos E, Kelekis NL, et al. Estudo prospetivo aleatório comparativo entre tratamento conservador e descompressão discal percutânea para o tratamento de hérnias discais. Radiology. 2011;260:487-93.

83.   Chatterjee S, Foy PM, Findlay GF. Relatório de um ensaio clínico controlado que compara a discectomia lombar percutânea automatizada e a microdiscectomia no tratamento da hérnia discal lombar. Spine (Phila Pa 1976). 1995;20:734-8.

84.   Mayer HM, Brock M. Percutaneous endoscopic discectomy: surgical technique and preliminary results compared to microsurgical discectomy. J Neurosurg. 1993;78:216-25.

85.   Ruetten S, Komp M, Merk H, Godolias G. Discectomia lombar interlaminar e transforaminal totalmente endoscópica versus técnica microcirúrgica convencional: um estudo prospetivo, aleatório e controlado. Spine (Phila Pa 1976). 2008;33:931-9.

86.   Barth M, Weiss C, Thome C. Resultado de dois anos após

microdiscectomia lombar versus sequestrectomia microscópica: parte 1: avaliação do resultado clínico. Spine (Phila Pa 1976). 2008;33:265-72.

87.   Erdogmus CB, Resch KL, Sabitzer R, et al. Reabilitação assistida por fisioterapia após cirurgia de hérnia discal: resultados de um ensaio clínico aleatório. Spine (Phila Pa 1976) 2007; 32:2041.

88.   Sakai T, Sairyo K, Takao S, Nishitani H, Yasui N. Incidence of lumbar spondylolysis in the general population of Japan based on multidetector computed tomography scans of two thousand individuals. Spine (Phila Pa 1976). 2009;34:2346-50.

89.   Ekman P, Moller H, Hedlund R. The long-term effect of posterolateral fusion in adult isthmic spondylolisthesis: a randomised controlled study. Spine J. 2005;5:36-44.

90.   Moller H, Hedlund R. Instrumented and non-instrumented posterolateral fusion for adult spondylolisthesis - a prospective randomised study: part 2. Spine (Phila Pa 1976). 2000;25:1716-21.

91.   North RB, Kidd DH, Farrokhi F, Piantadosi SA. Spinal cord stimulation versus repeat lumbosacral spine surgery for chronic pain: a randomised controlled trial. Neurosurgery. 2005;56:98-106.

92.   Kumar K, Taylor RS, Jacques L, Eldabe S, Meglio M, Molet J, et al. Spinal cord stimulation versus conventional medical management for neuropathic pain: a multicentre randomised controlled trial in patients with failed back surgery syndrome. Pain. 2007;132:179-88.

93.   Turner JA, Hollingworth W, Comstock BA, Deyo RA. Estimulação da medula espinhal para a síndrome da cirurgia lombar falhada: Resultados numa instalação de compensação de trabalho. Pain. 2010;148:14-25.

94.   Cassidy JD, Carroll LJ, Cote P. The Saskatchewan health and back pain survey. The prevalence of low back pain and related disability in Saskatchewan adults. Spine (Phila Pa 1976). 1998;23:1860-6.

95.   vanTulder MW, Assendelft WJ, Koes BW, Bouter LM. Achados radiológicos da coluna vertebral e dor lombar não específica. Uma revisão sistemática de estudos observacionais. Spine (Phila Pa 1976). 1997;22:427-34.

96. Frymoyer JW, Cats-Baril WL. A review of the incidence and cost of low back pain. Orthop Clin North Am. 1991;22:263-71.

97. Luijsterburg PA, Verhagen AP, Ostelo RW, van Os TA, Peul WC, Koes BW. Eficácia dos tratamentos conservadores para a síndrome radicular lombossacra: uma revisão sistemática. Eur Spine J. 2007;16:881-99.

98. Ohtori S, Kinoshita T, Yamashita M, Inoue G, Yamauchi K, Koshi T, et al. Results of surgery for discogenic low back pain: a randomised study using discography versus discoblock for diagnosis. Spine (Phila Pa 1976). 2009;34:1345-8.

99. Cohen SP, Williams KA, Kurihara C, Nguyen C, Shields C, Kim P, et al. Estudo multicêntrico, aleatório, comparativo de custo-eficácia que compara paradigmas de tratamento com 0, 1 e 2 ramos mediais de diagnóstico (nervos facetários) antes da denervação por radiofrequência da faceta lombar. Anesthesiology. 2010;113:395- 405.

100. Arden NK, Price C, Reading I, Stubbing J, Hazelgrove J, Dunne C, et al. Um ensaio multicêntrico controlado e aleatório de injecções epidurais de corticosteróides para a ciática: o estudo WEST. Rheumatology (Oxford). 2005;44:1399-406.

101. Chou R, Atlas SJ, Stanos SP, Rosenquist RW. Terapias interventivas não cirúrgicas para dor lombar: uma revisão das evidências para uma diretriz de prática clínica da American Pain Society. Spine (Phila Pa 1976). 2009;34:1078-93.

102. Manchikanti L, Cash KA, McManus CD, Pampati V, Fellows B. Fluoroscopic caudal epidural injections with or without steroids for pain management in lumbar spinal stenosis: one-year results of a randomised, double-blind, active-controlled trial. J Spinal Disord Tech. 2012;25:226-34.

103. Koc Z, Ozcakir S, Sivrioglu K, Gurbet A, Kucukoglu S. Effectiveness of physical therapy and epidural steroid injections in lumbar spinal stenosis. Spine (Phila Pa 1976). 2009;34:985-9.

104. Riew KD, Park JB, Cho YS, Gilula L, Patel A, Lenke LG, et al. Bloqueios de raízes nervosas no tratamento da dor radicular lombar. Um acompanhamento mínimo de cinco anos. J Bone Joint Surg Am.

2006;88:1722-5.

105. Ng L, Chaudhary N, Sell P. A eficácia dos corticosteróides na infiltração perirradicular para a dor radicular crónica: um ensaio aleatório, duplamente cego e controlado. Spine (Phila Pa 1976). 2005;30:857-62.

106. Cohen SP, White RL, Kurihara C, Larkin TM, Chang A, Griffith SR, et al. Esteróides epidurais, etanercept ou solução salina para ciática subaguda: um ensaio multicêntrico randomizado. Ann Intern Med. 2012;156:551-9.

107. Peng B, Pang X, Wu Y, Zhao C, Song X. Um ensaio aleatório, controlado por placebo, de injeção intradiscal de azul de metileno para o tratamento da dor lombar discogénica crónica. Pain. 2010;149:124-9.

108. Carette S, Marcoux S, Truchon R, Grondin C, Gagnon J, Allard Y, et al. A controlled trial of corticosteroid injections into facet joints for chronic low back pain. N Engl J Med. 1991;325:1002-7.

109. Wittenberg RH, Oppel S, Rubenthaler FA, Steffen R. Five-year results of chemonucleolysis with chymopapain or collagenase: a prospective randomised study. Spine (Phila Pa 1976). 2001;26:1835-41.

110. Gibson JN, Waddell G. Intervenções cirúrgicas para a hérnia discal lombar. Cochrane Database Syst Rev. 2007;(2):CD001350.

111. Nordby EJ, Wright PH, Schofield SR. Segurança da quimonucleólise. Efeitos adversos registados nos Estados Unidos, 1982-1991. Clin Orthop Relat Res. 1993;(293):122-34.

112. Urrutia G, Kovacs F, Nishishinya MB, Olabe J. Técnicas intradiscais de termocoagulação percutânea para a dor lombar discogénica. Spine (Phila Pa 1976). 2007;32:1146-54.

113. Erpelen O, Bulutpu E, Oktenoglu T, Sasani M, Bozkus H, Cetin Saryoglu A, et al. Radiofrequency lesioning with two different time modalities for the treatment of lumbar discogenic pain: a randomised study. Spine (Phila Pa 1976). 2003;28:1922-7.

114. Leclaire R, Fortin L, Lambert R, Bergeron YM, Rossignol M. Radiofrequency facet joint denervation in the treatment of low back pain: a placebo-controlled clinical trial to evaluate efficacy. Spine (Phila Pa 1976).

2001;26:1411-6.

115.   van Wijk RM, Geurts JW, Wynne HJ, Hammink E, Buskens E, Lousberg R, et al. Radiofrequency denervation of the lumbar facet joints for the treatment of chronic low back pain: a randomised, double-blind, sham lesion-controlled study. Clin J Pain. 2005;21:335-44.

116.   Gofeld M. Radiofrequency facet denervation: a randomised placebo-control study versus sham. Clin J Pain. 2006;22:410-1.

117.   Oh WS, Shim JC. Um ensaio aleatório controlado de denervação por radiofrequência do nervo comunicante do ramo para a dor lombar discogénica crónica. Clin J Pain. 2004;20:55-60.

118.   [1]Cohen SP , Hurley RW, Buckenmaier CC 3rd, Kurihara C, Morlando B, Dragovich A. Ensaio aleatório controlado por placebo que avalia a denervação por radiofrequência do ramo lateral para a dor da articulação sacroilíaca. Anesthesiology. 2008;109:279-88.

119.   Klein RG, Eek BC, DeLong WB, Mooney V. Um ensaio aleatório em dupla ocultação de injecções de dextrose-glicerol-fenol para a dor lombar crónica. J Spinal Disord. 1993;6:23-33.

120.   Ongley MJ, Klein RG, Dorman TA, Eek BC, Hubert LJ. Uma nova abordagem para o tratamento da dor lombar crónica. Lancet. 1987;2:143-6.

121.   Lurie JD, Tosteson TD, Tosteson AN, Zhao W, Morgan TS, AbduWA, et al. Surgical versus nonoperative treatment for lumbar disc herniation: eight-year results for the spine patient outcomes research trial. Spine (Phila Pa 1976). 2014 Jan 1;39(1):3-16.

122.   Vroomen PC, de Krom MC, Slofstra PD, Knottnerus JA. Tratamento conservador da ciática: uma revisão sistemática. J Spinal Disord. 2000 Dec; 13(6):463- 9.

123.   Koes BW, Van Tulder MW, Peul WC. Diagnóstico e tratamento da ciática. BMJ. 2007 Jun 23;334(7607):1313-7.

124.   Legrand E, Bouvard B, Audran M, Fournier D, Valat JP. Ciática devido a uma hérnia discal: tratamento médico ou cirurgia? Joint Bone Spine. 2007;74:530-535.

125.   Mixter WJ, Barr J. Rutura do disco intervertebral envolvendo o canal espinhal. N Engl J Med. 1934;211:210-15.

126.   Shah S, Rehman L, Ahmed N, Chaudhry MA, Shabir A. Frequência de resultados funcionais melhorados em doentes com prolapso do disco lombar tratados com injecções de esteróides epidurais caudais. Pak J Med Health Sci. 2014; 8(3):622-4.

127.   Lequin MB, Verbaan D, Jacobs WC, Brand R, Bouma GJ, Vandertop WP, et al. Cirurgia versus tratamento conservador prolongado para a ciática: resultados de 5 anos de um ensaio aleatório controlado. BMJ Open. 2013 May 28;3(5). pii: e002534.

128.   Liuke M, Solovieva S, Lamminen A, Luoma K, Leino-Arjas P, Luukkonen R, et al. Disc degeneration of the lumbar spine in relation to overweight. Int J Obes (Lond). 2005 Aug;29(8):903-8.

129.   Sidram V, Chandra kumar PC, Bellara R. Um estudo prospetivo do espetro da hérnia de disco lombar e seu resultado cirúrgico. J Spinal Surg. 2016;3(4):144-150.

130.   Lurie JD, Tosteson TD, Tosteson AN, Zhao W, Morgan TS, AbduWA, et al. Surgical versus nonoperative treatment for lumbar disc herniation: eight-year results for the spine patient outcomes research trial. Spine (Phila Pa 1976). 2014 Jan 1;39(1):3-16.

131.   Cohen SP, Hayek S, Semenov Y, Pasquina PF, White RL, Veizi E, et al. Injecções de esteróides epidurais, tratamento conservador ou tratamento combinado para a dor radicular da coluna cervical: um ensaio multicêntrico, aleatório, de eficácia comparativa. Anaesthesiology. 2014;121: 1045-55.

132.   Singh H, Kaur M, Nagpal S, Gupta S. Role of caudal epidural steroid injections in lumbar disc prolapse. J Indian Med Assoc. 2010;108: 287-8.

Índice

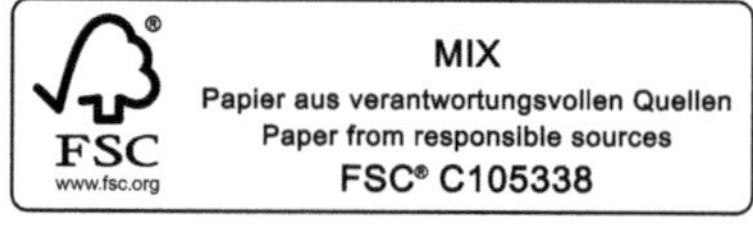

Printed by Books on Demand GmbH, Norderstedt / Germany